埼玉医科大学超人気健康セミナーシリーズ

神経にゴミがたまる！
神経変性疾患ってなに？

パーキンソン病・アルツハイマー病

正しく理解、しっかり対処

山元敏正　中里良彦

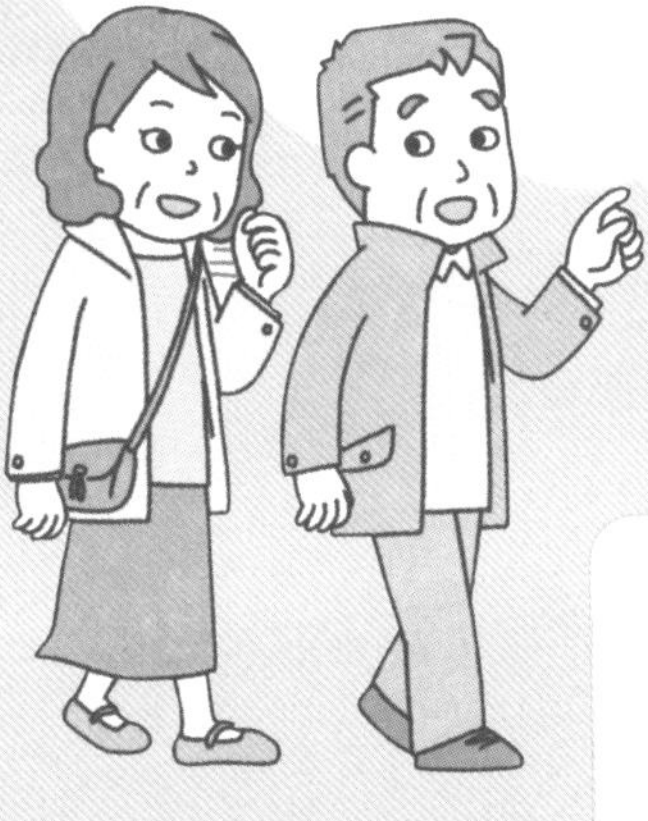

JN126826

ライフサイエンス出版

本書は、2019年6月15日に開催された、埼玉医科大学市民公開講座「パーキンソン病と神経変性疾患」の内容を再編集したものです。

はじめに

「重いものを持ったわけでも、筋肉を酷使したあとでもないのに、手が震える」という症状がたびたび起るようになってきたとき、皆さんはどうしますか？　しばらく様子を見ますか？　病院に受診する場合はどのような科を選びますか？

このような手の震えは、パーキンソン病、本態性振戦、脳梗塞、脳出血、バセドウ病、肝臓病などの病気のサインかもしれません。このような症状が出たら、早めに「脳神経内科」への受診をおすすめします。

「脳神経内科」という科はあまり馴染みがないかもしれませんが、「脳」に関係する病気を見てくれるところだということは想像できますね。かつては「神経内科」という名称だったこともあり、「精神神経科」や「心療内科」と混同してしまう方もたくさんいます。

「脳神経内科」は脳の病変が原因で、頭痛、めまい、脱力、ものが見えにくい、痙攣を起こす、力が入らない、考えたり覚えたりすることが難しくなる、などの症状があるときに、その原因となる疾患を見きわめて、治療する科です。かたや「精神神経科」と「心療内科」は、気分が落ち込んだり、眠れない、食欲がない、不安が強い、イライラして落ち着きない、人が悪口を言っているといった幻覚・幻聴などの「こころ」の病気を診てくれる科です。

本書のテーマとなっている、パーキンソン病やアルツハイマー病は神経変性疾患とよばれています。神経変性疾患とは脳を構成している神経細胞が障害され、その神経細胞に関係する機能が劣っていく病気です。これらの病気がなぜ起こるのかについては、まだ完全には解明されていませんが、高齢者が発病しやすい傾向があるため、加齢が原因による何らかの変化で発症すると推測されています。そして、このような神経変性疾患は、脳神経内科で治療を進めていくことになります。

日本は超高齢化が進み、パーキンソン病の患者が増加傾向にあります。60歳以上の人でみると、100人に1人の割合となっています。また、近年、認知症も増加傾向にあります。厚生労働省の予測では、2020年には65歳以上の人口の約10%が認知症になると推測されています。認知症の原因の種類別でみると、アルツハイマー病が最多となっています。ついで脳梗塞・脳出血で起る認知症や頭部外傷後遺症などの脳血管性認知症、そしてレビー小体型認知症、前頭側頭葉変性症となっています。

神経変性疾患は、きちんと診断を受けて、正しく薬を飲んでいれば、その進行を遅らせることができるようになってきました。また、再生医療研究やiPS細胞技術による脳の機能回復に関する研究により、新しい治療法に向けた明るい兆しも見えています。

神経変性疾患は適切に診断されて、早期に治療を開始することがもっとも重要となります。本書は神経変性疾患を専門としている埼玉医科大学病院の脳神経内科・脳卒中内科の山元敏正先生、中里良彦先生に解説していただきました。神経変性疾患をよく知り、この病気によるさまざまな症状に注意して、しっかり治療することで、病気を忘れて楽しく過ごせる日を送られますよう祈念いたします。

埼玉医科大学市民公開講座　運営委員長　三村　俊英
運営委員　町田　早苗

目次

第2章 パーキンソン病になってしまったら 43

埼玉医科大学病院　脳神経内科・脳卒中内科　山元　敏正

第3章 その他の神経変性疾患 113

埼玉医科大学病院　脳神経内科・脳卒中内科　中里　良彦

第1章

神経変性疾患が発症するメカニズム

誤診も多い！ パーキンソン病の

初期症状

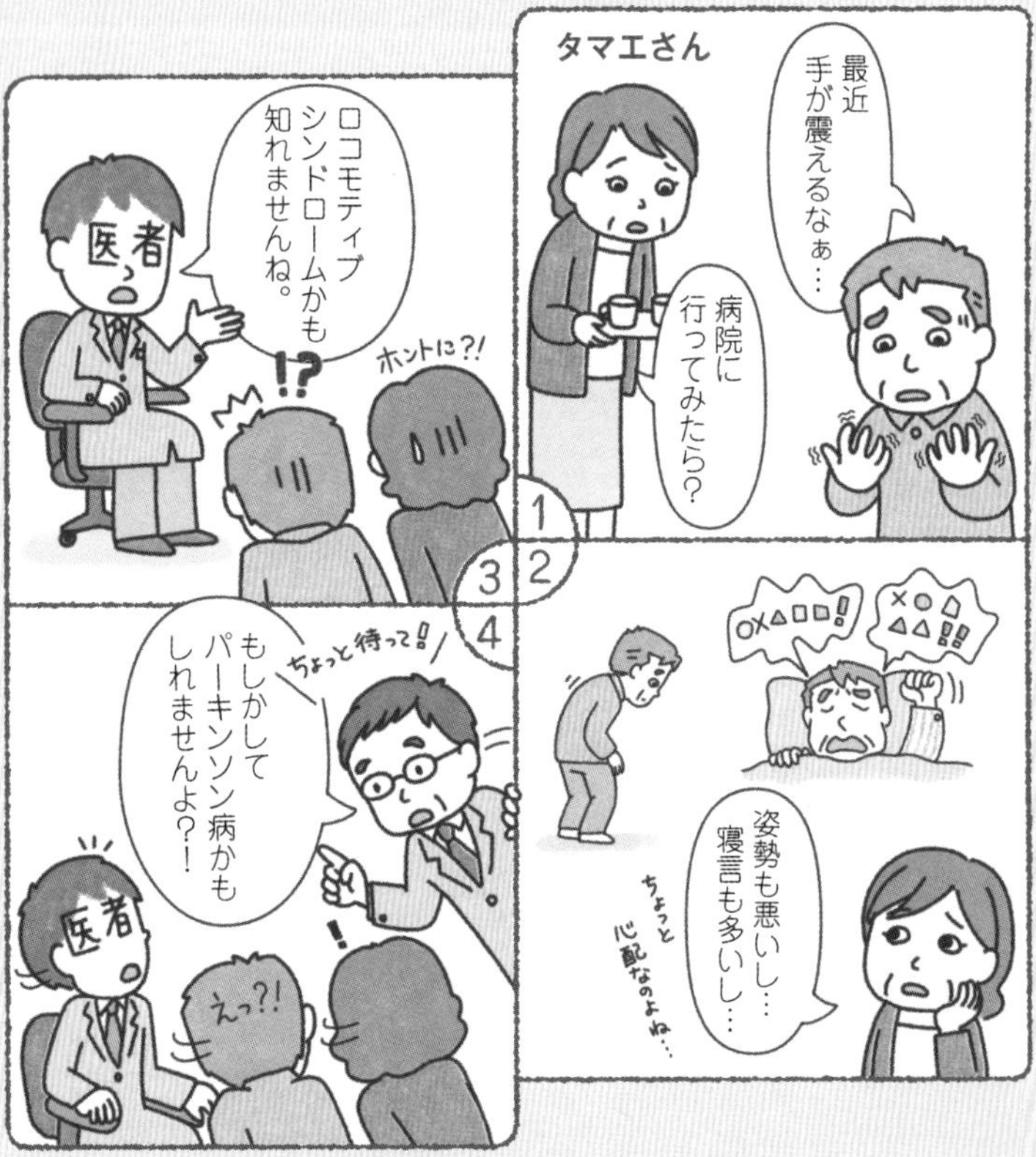

タマエさん
最近 手が震えるなぁ…
病院に 行ってみたら？
○×△□□!
×○△ △△!!
姿勢も悪いし 寝言も多いし…
ちょっと 心配なのよね…
医者
ロコモティブ シンドロームかも 知れませんね。
!?
ホントに?!
ちょっと待って!!
もしかして パーキンソン病かも しれませんよ?!
医者
!
えっ?!

埼玉医科大学脳神経内科にて

タマエさん　最近、私の夫は手が震えていて、姿勢も悪くなりました。近所の病院を受診しましたが、症状がよくならないため、脳神経内科に来ました。

山元先生　それはとても心配ですね。旦那さん自身や、ご家族も不安な気持ちになっていると思います。症状や、年齢的なことを考えると、「パーキンソン病」の可能性がありますね。パーキンソン病の初期症状は手の震えなどがあります。病院で、ロコモティブシンドローム（運動器の障害のために移動機能の低下をきたした状態）とまちがった診断をされることもよくあります。

タマエさん　パーキンソン病は聞いたことがありますが、詳しく知りません。

山元先生　パーキンソン病とは、脳の神経に異常タンパク質がたまることが原因で起こります。異常タンパク質が原因となる疾患はたくさんあり、それらは「神経変性疾患」

と言われています。

タマエさん　神経変性疾患って何ですか？

山元先生　神経変性疾患なんていうと、とても難しく聞こえますね。有名な病気だと、アルツハイマー病や、筋萎縮性側索硬化症（ＡＬＳ）も神経変性疾患です。ほかにもさまざまな病気があり、原因や症状によって分類されています。

タマエさん　パーキンソン病は、アルツハイマー病やＡＬＳと同じくくりになるのですね。

山元先生　そのとおりです。パーキンソン病を理解するために、まずは神経変性疾患の概要について、埼玉医科大学の中里先生に解説してもらいましょう。

1 神経細胞のはたらき

脳と脊髄はどんな役割をしているの？

成人の脳は1200～1500gの重さで、体重の2・0～2・5%を占めています。私たちが人として生きていくために、すべてのことは脳で制御されています。たとえば、私たちの命を維持すること、運動や行動すること、いろいろなことを考えたり、話したり、過去のことを覚えていたりすること、知性や感情、見る、聴く、美味しい、不味い、よい匂い、臭いなどの感覚です。

脳は、大脳、小脳、脳幹（間脳、中脳、橋、延髄）で構成されています（図1）。大脳は前頭葉・頭頂葉・後頭葉・側頭葉で構成され、言葉を話す、思考、感情、記憶、感覚などの機能の中枢です。小脳は、大脳の後ろの方にぶら下がってついています。筋肉運動と平衡感覚の中枢です。脳幹は間脳（視床、視床下部、脳下垂体）、中脳、橋、延髄の総称です。呼吸や心拍数・血圧の調節、消化、ホルモンを出すなど内臓の諸機能を調節する生命維持に必須となります。

脳では神経細胞により情報伝達が行われている

脳と脊髄には神経細胞が全体で推計2千億個あり、脳内のネットワークとして複雑な働きをしています。神経

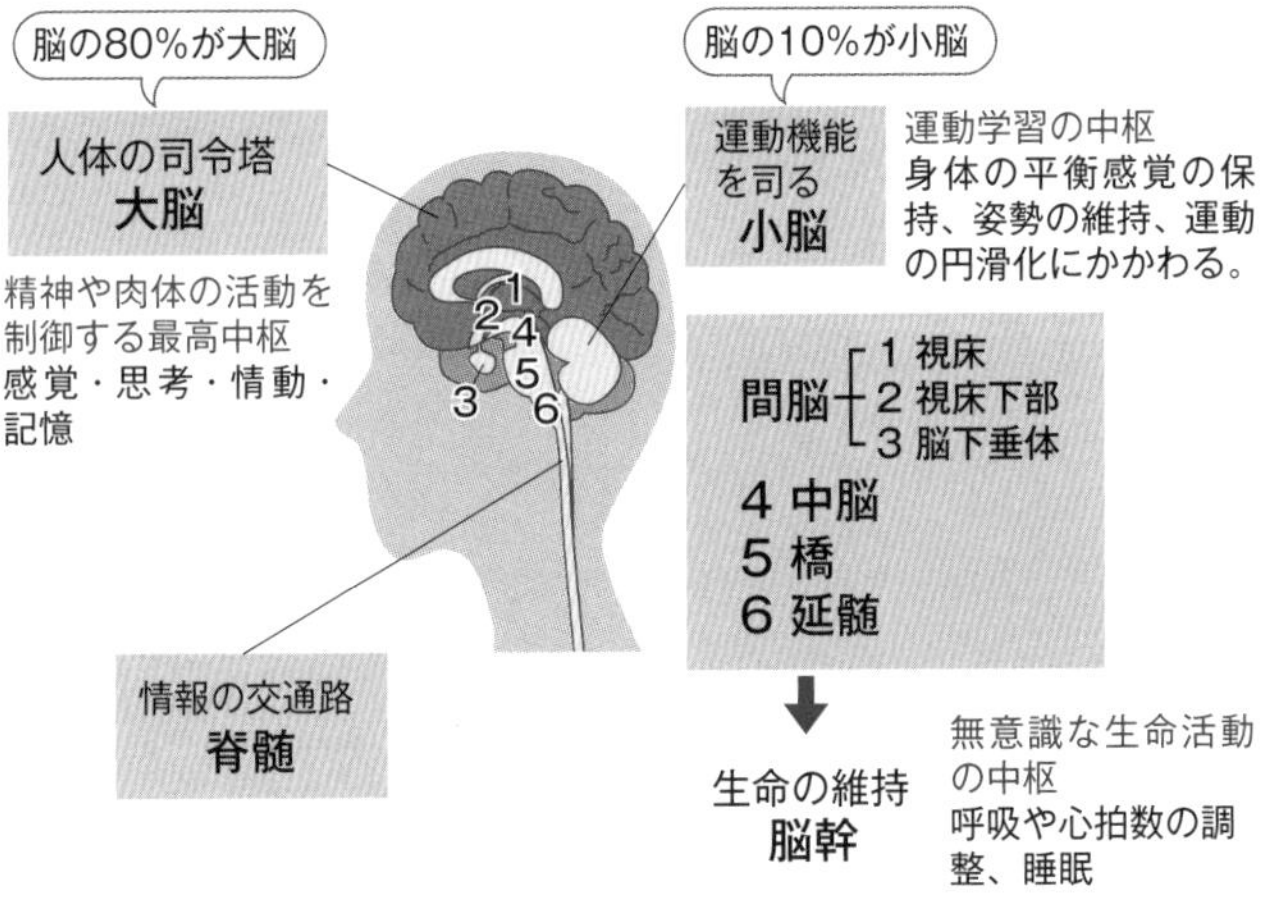

図1　脳と脊椎のはたらき

細胞は樹状突起と軸索とを併せて「ニューロン」ともよばれ、ここでは情報処理や情報の保存をしています。そして、脳の活動のために、神経細胞から発する電気信号によってその情報を伝えます（**図2**）。情報の伝達に欠かせないのが神経伝達物質です。ドパミン（コラム「ドパミンのはたらき」50ページ参照）、アセチルコリン、γ-アミノ酪酸（GABA）、カテコールアミンなどがあります。

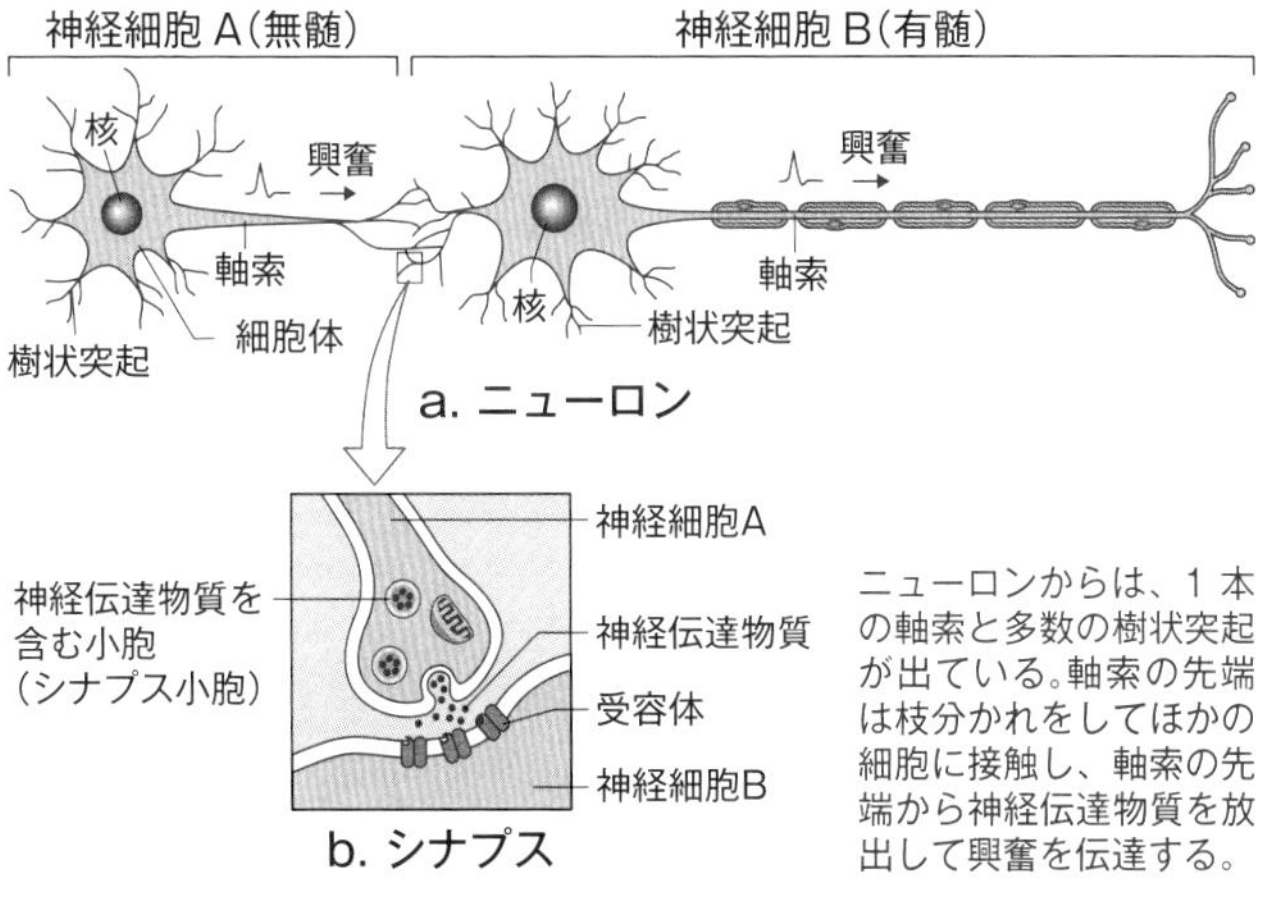

ニューロンからは、1本の軸索と多数の樹状突起が出ている。軸索の先端は枝分かれをしてほかの細胞に接触し、軸索の先端から神経伝達物質を放出して興奮を伝達する。

図2　ニューロンとシナプス

（坂井建雄ほか．解剖生理学 第9版．2014、p. 35、東京、医学書院．より）

2 神経変性疾患

パーキンソン病やアルツハイマー病、これらはすべて神経変性疾患に含まれます

パーキンソン病を理解するためには神経変性疾患について学ぶ必要があります。神経変性疾患とは、脳や脊髄にある神経細胞のなかで、神経が変性したり、「異常タンパク質」の蓄積により、ある特定の細胞が徐々に障害され、機能しなくなる病気です。障害される細胞は病気によって異なり、その症状はさまざまです。大きく分けると、スムーズな運動ができなくなる病気、認知機能が障害されてしまう病気、筋力が低下してしまう病気、体のバランスがとりにくくなる病気などがあります。「神経変性疾患」なんて聞くと、とても難しそうに聞こえますが、実はとても身近な病気です（**表1**）。

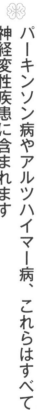

たとえば、スムーズな運動ができなくなる病気、「パーキンソン病」は、誰でも一度は病名を聞いたことがあるとても有名な病気です。1985年の米国映画、「バック・トゥ・ザ・フューチャー」のマイケル・J・フォックスさんや、「太陽の塔」の制作で有名な芸術家の岡本太郎さんはパーキンソン病であったことが知られています。

認知機能が障害されてしまう病気、「アルツハイマー病」も神経変性疾患のひとつです。アルツハイマー病は認知症を引き起こすため、本人だけでなく、介護をする家族もとても大変な思いをします。たとえ

1. スムーズな運動ができなくなる病気
・パーキンソン病 ・パーキンソン症候群 （多系統萎縮症、進行性核上性麻痺など）
2. 身体のバランスが悪くなる病気
・脊髄小脳変性症など
3. 筋力が低下してしまう病気
・筋萎縮性側索硬化症など
4. 認知機能が障害されてしまう病気
・アルツハイマー病 ・レビー小体型認知症 ・皮質基底核変性症など

表1　神経変性疾患とは

ば、俳優の砂川啓介さんは妻・大山のぶ代さんの介護の記録を手記として出版していま
す（『娘になった妻、のぶ代へ　大山のぶ代「認知症」介護日記』２０１５年、双葉社）。
また、女優の南田洋子さんがアルツハイマー病を患っていたのも有名です。夫の長門裕之さんとともに出演したドキュメンタリー番組は、当時、大きな反響をよびました。

筋力が低下してしまう病気である「筋萎縮性側索硬化症（ＡＬＳ）」も神経変性疾患です。２０１9年の参議院選挙で話題になりました。この病気は運動をつかさどる神経（運動ニューロン）が変性し、脳から筋肉への指令を伝えることができなくなります。認知機能には影響がなく、徐々に全身の筋肉が動かなくなります。この病気に罹患した有名人は理論物理学者のスティーヴン・ホーキング博士です。ホーキング博士は10代でＡＬＳを発症しましたが、その後50年以上にわたり研究を続けました。意思疎通のために重度障害者用意思伝達装置を使用し、合成音声を使って講演も行っていました。

日本人では、「クイズダービー」というテレビ番組に出演していた、フランス文学者の篠沢秀夫さんが有名です。晩年は家族が篠沢さんを介護する様子をインターネットで

公表しています。また、医師で元衆議院議員の徳田虎雄さんもALSを公表しています。徳田虎雄さんは眼球しか動かすことができないため、文字盤を目で追うことで周囲との意思疎通を図っています。

このように「神経変性疾患」は、神経が変性したり、「異常タンパク質」とよばれる通常とは異なる性質のタンパク質が蓄積することにより発症します。そして、異常タンパク質が蓄積する部位によって症状が異なり、病気が分類されています。しかし、いまのところ、これらの病気が発症する詳細なメカニズムは不明な点が多く残されています。なぜ神経が変性したり、異常タンパク質が蓄積してしまうのでしょうか。まずは、神経を構成するタンパク質の変性についてお話します。

「タンパク質の変性」とは

神経変性疾患を理解するためには、「タンパク質の変性」を理解しなくてはなりません。まず、変性とは構造が変化して形が変わることです。そして、「タンパク質の変性」を身近なもので例えると、ゆで卵があります（**図3**）。卵をゆでると、色が変わり固くなりますね。これは卵のタンパク質の構造が熱によって変化したためです。そして、いったんタンパク質が変性すると、元に戻すことは不可能です。

神経変性疾患とは、脳のなかの神経（タンパク質）がゆで卵のように変性してしまうことが原因で起こる病気です。

「タンパク質の変性」のもっとも多い原因は加齢

実は神経の変性は誰の脳のなかでも起こっ

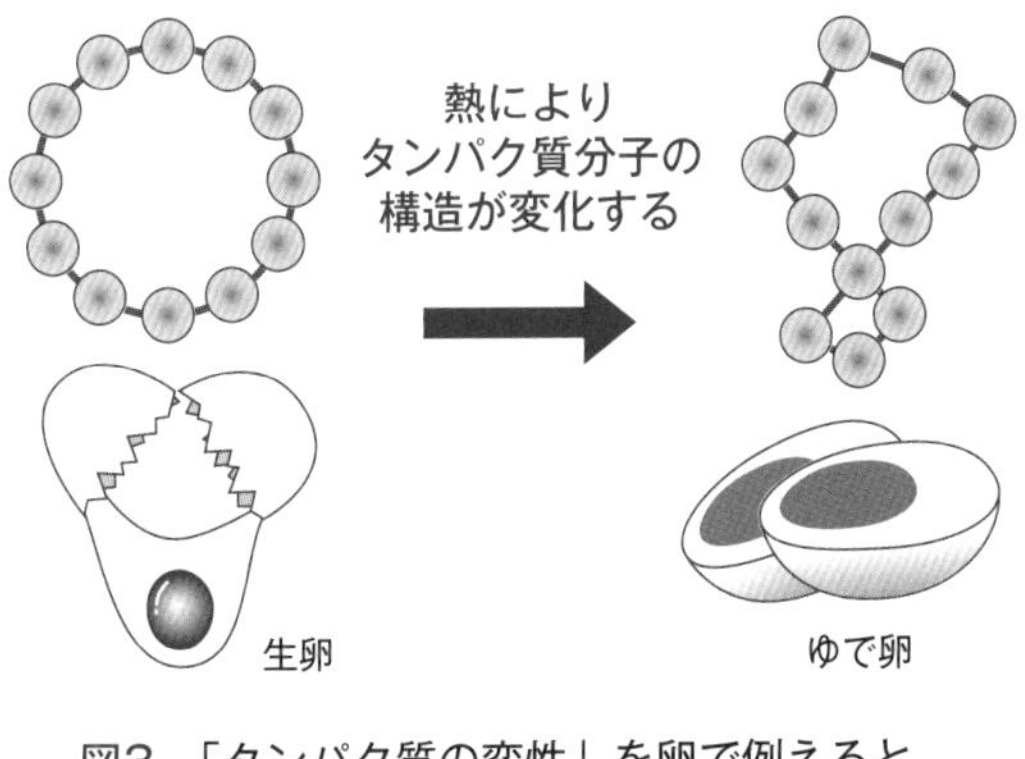
熱により
タンパク質分子の
構造が変化する
生卵
ゆで卵

図3 「タンパク質の変性」を卵で例えると

ています。神経変性が起こるもっとも多い原因は加齢にあるからです。人が年齢を重ねるごとに、神経はどんどん変化していきます。

一般的に、人間の脳は20歳くらいまで育っています。いろいろなことを吸収し、記憶することができます。しかし、残念ながら誰でも神経変性は起こりはじめて、年齢とともに少しずつ記憶力が低下していきます。

神経変性疾患が始まる時期

神経変性疾患はいつ病気が発生するかわかりません。そして、ある日突然に発症するわけでもありません。たとえば脳卒中や脳内出血の場合は、ある日血管が詰まったり、出血したりすることで発症します。しかし、神経変性疾患の場合は徐々に進行していきます。何年も前から調子が悪い、あるいは数ヵ月前からフラフラするなどの症状が現れてきて、病気に気づくことになります。

そして、いったん神経の変性が始まると元に戻ることはありません。ゆで卵を生卵に戻すことができないのと同様です。これが、神経変性疾患の厄介なところです。

脳卒中や脳内出血の場合は、食事、運動、喫煙などの生活習慣に注意することが大切です。しかし、神経変性疾患が起こる原因はいまだによくわかっていないことが多く、現在、原因を突き止めるためにいろいろな研究が行われています。

神経変性疾患の患者さんの頭のなかで起こっていること

では、神経変性疾患の患者さんの頭のなかではどのようなことが起こっているのでしょうか。代表的なものは、異常タンパク質の沈着です。たとえばアルツハイマー病の場合は、アミロイドβやタウタンパク、パーキンソン病の場合はレビー小体といわれるα-シヌクレインタンパクの塊が中脳に沈着します（第2章47ページ参照）。

このような異常タンパク質の沈着は老化現象に伴い起こる現象です。しかし、私たちの細胞には、細胞内の異常タンパク質を除去するシステム「タンパク質管理システム」が備わっています。しかし、このシステムに異常がある場合、異常タンパク質が除去されずにどんどん蓄積されてしまいます。

タンパク質管理システム＝ゴミ収集車？

タンパク質管理システムを町のゴミ収集車に例えて説明します（図4）。タマエさんの町では、決まった場所、決まった時間にゴミを出せば、ゴミ収集車がゴミを定期的に収集してくれますね。住民全員がルールを守ってゴミを出すことで、健全なコミュニティが形成されています。この町のように、病気ではない人の脳のなかではタンパク質管理システム（ゴミ収集車）が正常に働いていて、異常タンパク質（ゴミ）を除去することにより健康な状態が保たれています。

では、神経変性疾患の患者さんの場合はどうでしょうか。もう一度ゴミ出しを例に考えてみます。タマエさんの町では、生ゴミの収集日が月曜日だったとします。しかし、ルールを守らずにプラスチックゴミや金属ゴミを月曜日に出す人がた

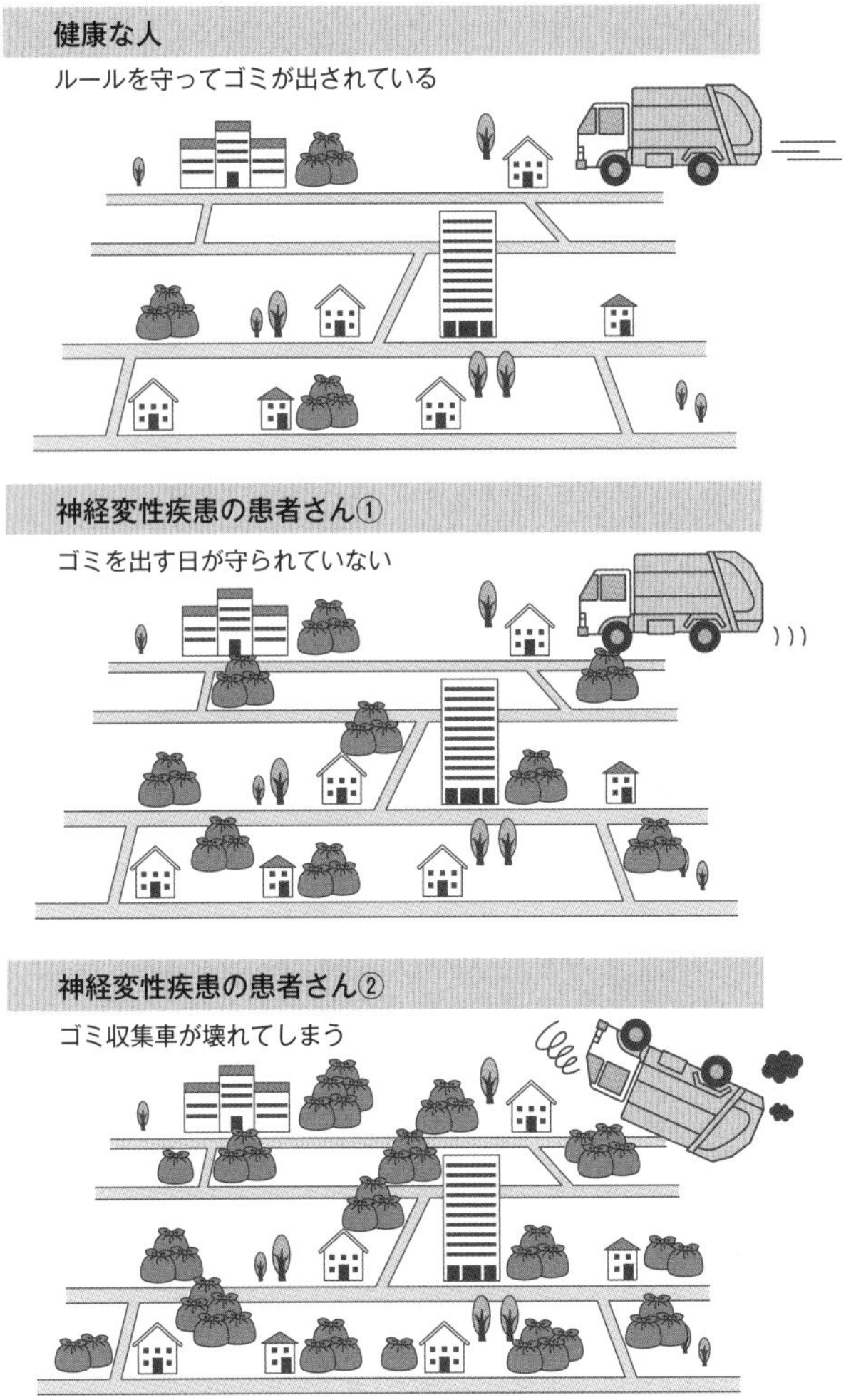
健康な人
ルールを守ってゴミが出されている
神経変性疾患の患者さん①
ゴミを出す日が守られていない
神経変性疾患の患者さん②
ゴミ収集車が壊れてしまう

図4　神経変性疾患の患者さんの状態を町に例えてみると

くさんいると、ゴミ収集車はそれらを回収してくれません。その結果、町がどんどん汚れていきます。そして、そのような悪い風潮は伝播し、隣町にも波及してしまったと仮定します。そうなると、タマエさんの町を中心として、近隣の町がどんどん汚れてしまいます。

神経変性疾患の患者さんの頭のなかでは、本来はできてはいけない異常タンパク質が脳内にたまって、それがどんどん広がってしまいます。このような伝播現象が起こるのも神経変性疾患の特徴です。

さらに、ゴミ収集車が壊れてしまう場合もあります。前述のとおり、頭のなかには異常タンパク質を掃除するシステム「タンパク質管理システム」が備わっています。しかし、このシステムが壊れることで、異常タンパク質がどんどん沈着してしまいます。神経変性疾患の原因は大きく分けてこの2つになります。

コラム

細胞内のタンパク質管理システムとは

細胞内にある「タンパク質管理システム」とはいったい何でしょうか。これは、細胞内のタンパク質分解機構を指しています。

タンパク質分解機構はおもに、オートファジーとユビキチン・プロテアソーム機構の2つがよく知られています。オートファジーの現象は東京工業大学の大隅良典先生が酵母の細胞で発見しました。この業績により、大隅先生は2016年にノーベル生理学・医学賞を受賞しています。また、ユビキチン・プロテアソーム機構の発見者も2004年にノーベル化学賞を受賞しています。このように、細胞内のタンパク質分解機構は、生体できわめて重要な役割を果たしています。

◉ オートファジー

オートファジーとは、酵母、植物、動物に備わっている細胞内の浄化・リサイクルシステムです。細胞質内の変性したタンパク質、不良な細胞内小器官、細胞内に侵入した細菌を膜で包み、閉じ込めて袋状にし（オートファゴソーム）、リソソームとよばれる器官と融合させ、分解・浄化します。リソソームのなかは酸性になっていて、たくさんの加水分解酵素が含まれており、分解に利用されています。飢餓状態や、低酸素のような環境にさらされると細胞が活性化し、細胞を飢餓状態から守るために、自らのタンパク質を分解し、新規タンパク質の合成をしていると考えられています。

⦿ユビキチン・プロテアソーム機構

ユビキチン・プロテアソーム機構は酵母から哺乳類などの多くの種で確認されているタンパク質分解機構です。私たちの細胞では、小胞体という場所でタンパク質が合成されています。タンパク質とは、アミノ酸が連なった分子ですが、1本の鎖ではなく、折りたたまれることで立体構造となり、生物学的な活性を持ちます。しかし、正しく折りたたまれずに、本来の活性を持たないタンパク質ができてしまうことがあります（タンパク質のミスフォールディング）。このようなタンパク質により引き起こされる病気が神経変性疾患です。

そこで、ミスフォールディングしたタンパク質を分解する機構がユビキチン・プロテアソーム機構です。まず、ミスフォールディングしたタンパク質に、ユビキチンとよばれる小さいタンパク質が鎖状に付加されます。このユビキチンの鎖が、分解のための目印になって、プロテアソームとよばれる複合体に運ばれて、分解されます。

オートファジー（自食作用）

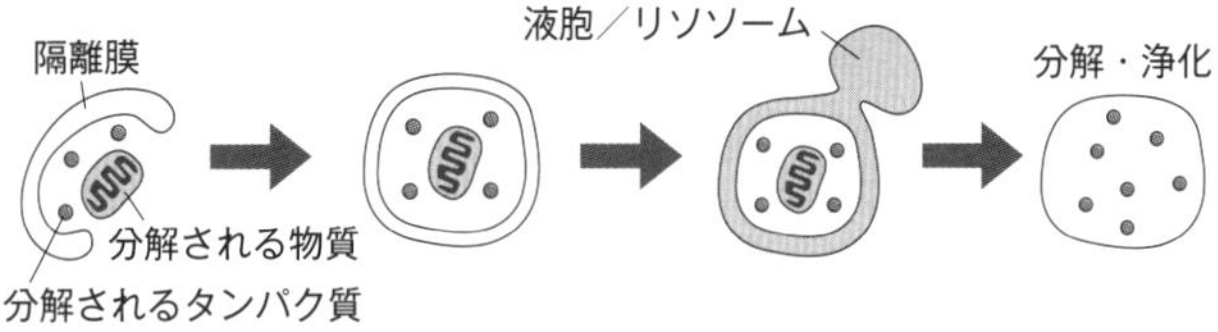

ユビキチン・プロテアソーム機構

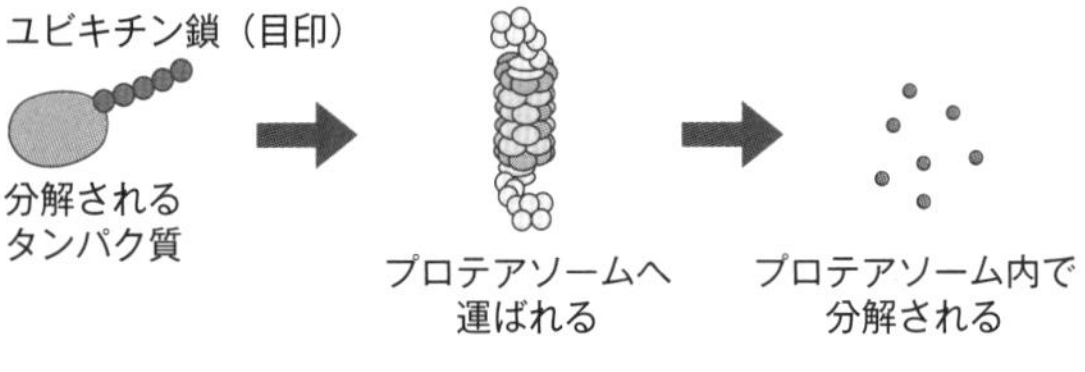

異常タンパク質とは

異常タンパク質とは何でしょうか。代表的なものを表2に示します。パーキンソン病を起こす異常タンパク質はα-シヌクレインタンパクです。通常、α-シヌクレインタンパクは神経細胞内でシナプスの機能や神経伝達物質の調整などを行っています。また、アルツハイマー病を起こすアミロイドβタンパクやタウタンパク、筋萎縮性側索硬化症（ALS）の原因として考えられているTDP43なども有名です。

このような異常なタンパク質が沈着する場所は決まっています。そして、どの異常タンパク質がどこに沈着するかで、病気の症状が決まってきます。たとえば、パーキンソン病を起こすα-シヌクレインタンパクは中脳に沈着します。アルツハイマー病では、アミロイドβタンパクとタウタンパクが海馬（記憶の中枢）に沈着し、記憶ができなくなります。さらに、大脳皮質にも沈着するので、いろいろな行動異常が起こります。このように神経変性疾患とは、異常タンパク質が脳の神経の特定の部分に沈着することで起こります。

プリオン病

タマエさんはプリオン病を聞いたことがありますか？　プリオンとは、核酸を持たない感染性の異常タンパク質です。このプリオンタンパク質が脳に沈着し、脳神経機能が進行性に障害される致死的病気をプリオン病と言います。人で発症するクロイツフェルト・ヤコブ病（ＣＪＤ）や、牛で発症する狂牛病（牛海面状脳症）、羊で

疾患名	原因タンパク質
プリオン病	プリオンタンパク質
アルツハイマー病	アミロイドβ、タウタンパク
パーキンソン病 レビー小体型認知症	α-シヌクレイン
大脳皮質基底核変性症 進行性核上性麻痺	タウタンパク
筋萎縮性側索硬化症	TDP-43
脊髄小脳変性症	ポリグルタミン

表2　代表的な異常タンパク質と蓄積する部位

発症するスクレイピーが知られています。

狂牛病はもっとも有名なプリオン病です。牛の脳がスポンジのようにスカスカになってしまいます。2001年に国内で狂牛病の疑いがある牛が発見され、大変な社会問題になりました。

実は、狂牛病が蔓延した原因は羊にありました。本来、牛は草食動物です。しかし、牛からたくさんよい牛乳をとるために、栄養価の高い肉骨粉とよばれる肉や骨を砕いた餌を与えることがありました。しかし、その餌のなかにスクレイピーに罹った羊の脳や肉が含まれていたのです。そして、その餌を牛が食べた結果、異常プリオンタンパク質が羊から牛に伝播（感染）し、狂牛病が蔓延してしまいました。タマエさんも、狂牛病により立てなくなってしまった牛の映像を見たことがあるかもしれませんね。

ここで重要なポイントは、スクレイピーの原因となる異常プリオンタンパク質が、「羊から牛に感染した」ことです。これは、異常プリオンタンパク質が種を越えて伝播することを意味しています。実際に、狂牛病に罹った牛を食べた人が変異型クロイツフェルト・ヤコブ病に罹り、世界中がパニックになりました。そして、日本では欧米からの牛肉の輸入が規制されました。現在でも、日本赤十字社では、特定の時期に、特定の国（英国など）に滞在歴のある人の献血を禁止しています（「海外旅行者および海外で生活した方」http://www.jrc.or.jp/donation/about/refrain/detail_10/）。

神経変性疾患とプリオン仮説

プリオン病が羊から牛、牛から人に伝播したように、同種あるいは異種間で、異常タンパク質が原因となり、病気が伝播することを「プリオン仮説」といいます。

そして、神経変性疾患患者さんの脳では、このプリオン病と同じことが起こっているのではないかと考えられています。つまり、異常タンパク質が正常なタンパク質を異常タンパク質に変えながら伝播しているという考え方です。

たとえば、パーキンソン病では、異常なタンパク質が腸管から嗅覚中枢、中脳へ拡がっていくことがわかっています（第2章56ページ参照）。しかし、この異常タンパク質がどこから発生して、どうやって伝播するのか、詳しいことはまだわかっていません。

図5のように、疾患の原因となる異常タンパク質の種類や、そのタンパク質が沈着する場所は、各疾患

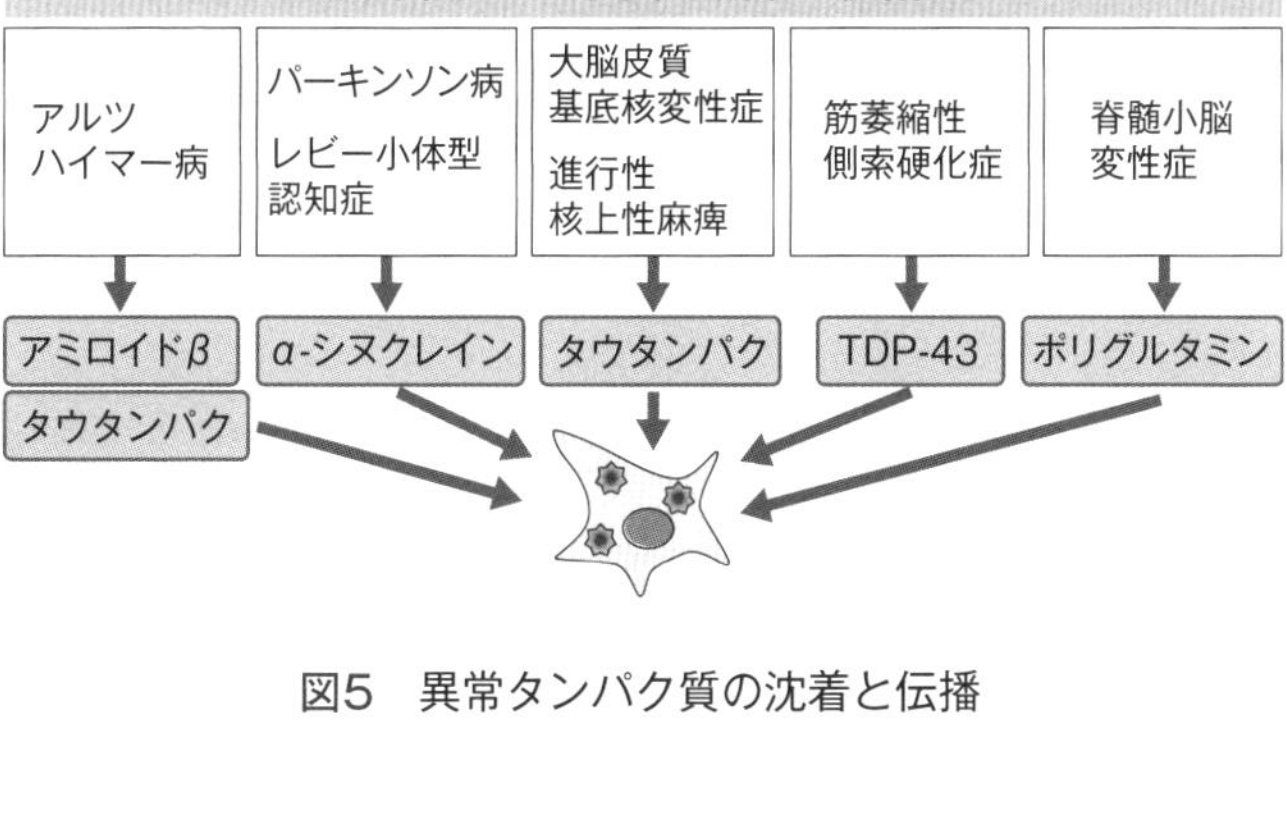

図5　異常タンパク質の沈着と伝播

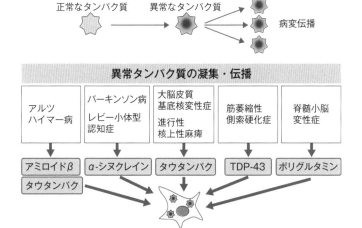

で異なっています。このような異常タンパク質が脳のなかで伝播し、さまざまな症状を引き起こしてしまいます。

第2章

パーキンソン病になってしまったら

埼玉医科大学脳神経内科にて

タマエさん　パーキンソン病を理解するために、第1章では神経変性疾患の概要について教えてもらいました。次はパーキンソン病について詳しく知りたいと思います。

山元先生　タマエさん、神経変性疾患はとても難しいお話でしたね。パーキンソン病も神経変性疾患のひとつで、脳に異常タンパク質がたまることで起こります。しかし、パーキンソン病は適切な治療をすれば、ある程度症状を抑えることができます。治療はお薬を飲むことが基本となりますが、そのほかにもさまざまな治療法があります。また、みんなが考えているほど、進行が早い病気ではありません。

タマエさん　パーキンソン病の症状や、検査、治療について教えてください！

1 高齢化により増加しているパーキンソン病

パーキンソン病は誰でも発症する可能性があります

パーキンソン病は決してめずらしい病気ではありません。日本では、10万人に100〜150人（1〜1・5人／1000人）が罹患しています。60歳以上に限定すると10万人に1000人（1人／100人）が発症しています。パーキンソン病になった患者さんのなかには、「私はなんて運が悪いのだろう」とおっしゃる方が多くいますが、実際には多くの患者さんがいます。

アジア人全体の発病率（1年間あたりに、新たに病気になる人の割合）は、10万人に11・3人となっています。海外では男性の患者さんが多く、日本では女性の患者さんが多いといわれていた時期もありましたが、現在ではあまり男女差はないと考えられています。

パーキンソン病の患者さんのなかには「子供や孫もパーキンソン病になるのではないか」と心配する人も多くいますが、通常はそのようなことはありません。パーキンソン病の発症は、環境要因や加齢などの影響が強いと考えられているからです。しかし、パーキンソン病全体の5~10%は遺伝によって発症することがわかっています。これは家族性パーキンソン病といわれています。

また、パーキンソン病は命にかかわる病気ではありません。平均寿命についても、パーキンソン病ではない人と比べて、ほとんど変わらないことがわかっています。

パーキンソン病・パンデミック

アルツハイマー病の患者さんと同様に、パーキンソン病の患者さんも高齢化とともに増加します。パーキンソン病の患者さんは、1990年から増加傾向にあり、２０４０年には、２０１５年時点の患者数の2倍以上に増えていくことが予測されています。このように、高齢化にともないパーキンソン病が爆発的に増える可能性があるため、「パーキンソン病・パンデミック」といわれています。

また、パーキンソン病の発症年齢はその後の運動機能に影響を及ぼすことも知られています。発症した年齢が57歳以下の人と、57歳以上の人を比較すると、57歳以下の人のほうが進行が遅いことが知られています。そして、発症年齢が高いほど進行が早くなります。たとえば40歳でパーキンソン病になる人がいますが、このような場合は病気の進行が遅くなります。

パーキンソン病が発症する原因①
レビー小体による神経細胞の阻害

図1はパーキンソン病の人の脳（中脳の黒質）を薄くスライスして、顕微鏡で観察するための標本にしたものです。この標本から、パーキンソン病の患者さんに

みられる、2つの特徴を確認することができます。

ひとつめはレビー小体です（**図1A**）。濃い色に染まった塊の部分です。このなかには、α-シヌクレインというタンパク質がたまっています。通常、α-シヌクレインは神経細胞のシナプス機能の調節や可逆性に関与すると考えられています。しかし、ミスフォールディング（第1章35ページ参照）されたα-シヌクレインは凝集し、レビー小体を形成します。そして、レビー小体がたまった神経細胞は機能を阻害されて、働きを失うことになります。

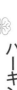

パーキンソン病が発症する原因②
黒質の神経細胞の減少によるドパミンの不足

2つめは脳幹部の中脳のなかにある黒く見える組織（黒質、メラニン色素の集まり）の神経細胞の減少です（**図1B**）。黒質の神経細胞でドパミンが作られています。肉眼で見ても黒く見えるため、黒質とよばれます。ドパミンは身体の動きをコントロールする重要な神経伝達物質です。パーキンソン病の人は、黒質の神経細胞が減り、ドパミン不足に陥ります。そして、病気の進行が進むにつれて、どんどん神経細胞の数が減ってしまうことがわかっています。

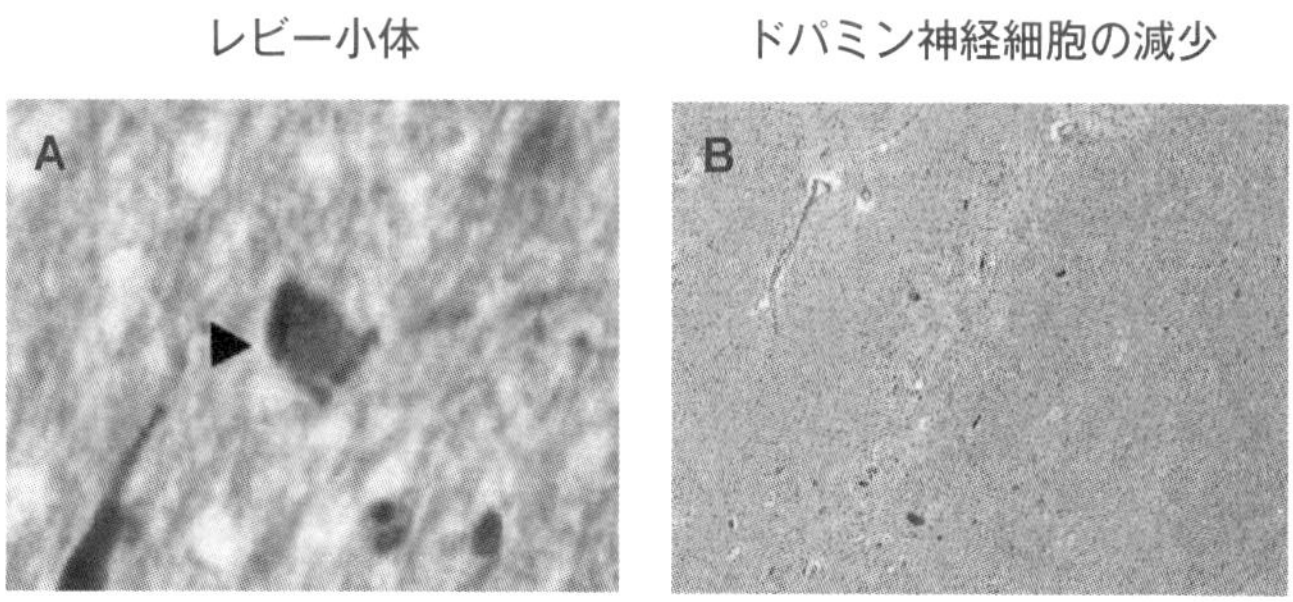

図1　パーキンソン病に特徴的な病理変化

コラム

ドパミンのはたらき

タマエさんは「ドパミン」を聞いたことがありますか? 頭のなかには、100億以上の神経細胞(ニューロン)が存在します。ドパミンは神経細胞を行き来して、情報を伝達する「神経伝達物質」のなかのひとつです。神経伝達物質はドパミンのほかに、セロトニン、アドレナリン、ノルアドレナリン、アセチルコリンなどがあり、それぞれの働きは違います。

ドパミンは、やる気や快楽をもたらし、身体の運動をスムーズに行うために必要な神経伝達物質で、黒質の神経細胞で作られます。そして、線条体と言われる部分にシナプスを伸ばし、シナプスからドパミンを放出し、線条体はドパミンの放出により受けた情報を全身の神経に伝えていきます。その結果、私たちは筋肉を動かしてスムーズな運動を行うことができます。ドパミンが減少すると、注意散漫になったり、集中力がなくなったり、物覚えも悪くなります。

パーキンソン病が発症するメカニズム（図2）

第1章で神経変性疾患を町のゴミ収集に例えた解説がありましたね。パーキンソン病の発症を理解する際も同様に、細胞（町）にタンパク質（ゴミ）がたまるのを想像してください。ゴミの量が増えたり、ゴミ収集車が壊れていたりすると、町にゴミがたまります。私たちの細胞（町）では、ミトコンドリアという組織が呼吸をして、エネルギーを作りだしています。しかし、この機能が悪くなると、α-シヌクレイン（ゴミ）がたまり、レビー小体ができてしまいます。そして、細胞内でゴミ収集車の役割を果たしているのが、「タンパク質管理システム」とよばれる除去システムです（第1章34ページ参照）。（第1章34ページ参照）通常は、このシステムにより、異常タンパク質や不要なタンパク質は除去されています。しかし、このシステムに問題が生じると、タンパク質がどんどん蓄積してしまいます。

そして、このような状態になると、細胞死が起こり、細胞がどんどん減ってしまいます。これが、パーキンソン病発症の原因となります。

また、最近の研究では、レビー小体が脳の下から上のほうに、徐々

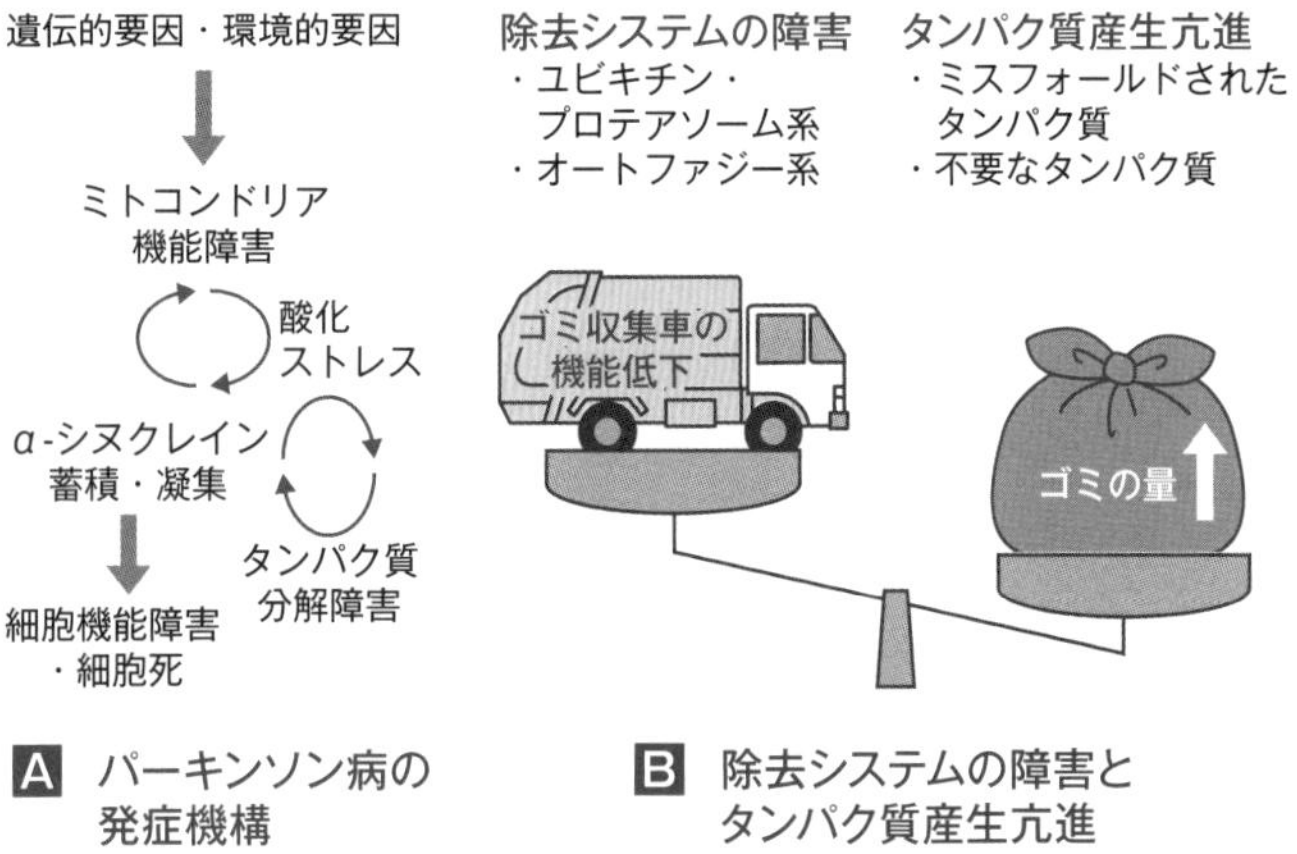

図2　パーキンソン病が発症するまでに起こっていること
（A. 山元敏正ほか. パーキンソン病外来. 2016、東京、メジカルビュー社 より）

に移動して、大脳まで広がっていくことがわかってきました。レビー小体が中脳まで来ると、手が震えたり、動きが悪くなるなどの症状がでるため、そうなってから病院に来られる方が多くいます。しかし、そのような症状が現れるよりも前に、ゆっくりと異常タンパク質が脳の上のほうに向かっているのです。また、鼻の神経には早期に異常タンパク質ができることもわかっています。このため、多くのパーキンソン病の患者さんには、嗅覚異常が現れます。（第2章60ページ参照）

カフェインとタバコの影響

カフェインとタバコは神経保護作用があるといわれています。しかし、タバコは発がん性があるため、おすすめはできません。

実際に、コーヒーを多く飲む人では、パーキンソン病の発症率が低いという報告があります。これはコーヒーの抗酸化作用が関与していると考えられています。最近の研究では、パーキンソン病の人では、正常の人と比べて、同じ量のコーヒーを飲んでも血中のカフェイン濃度が低いことが報告されました。つまり、パーキンソン病の人はカフェインの吸収がよくない可能性も示唆されています。ただし、コーヒーを飲む量だけが、パーキンソン病の発症と関連しているわけではないので、コーヒーを何杯も大量に飲む必要はありません。たしなむ程度でよいでしょう。

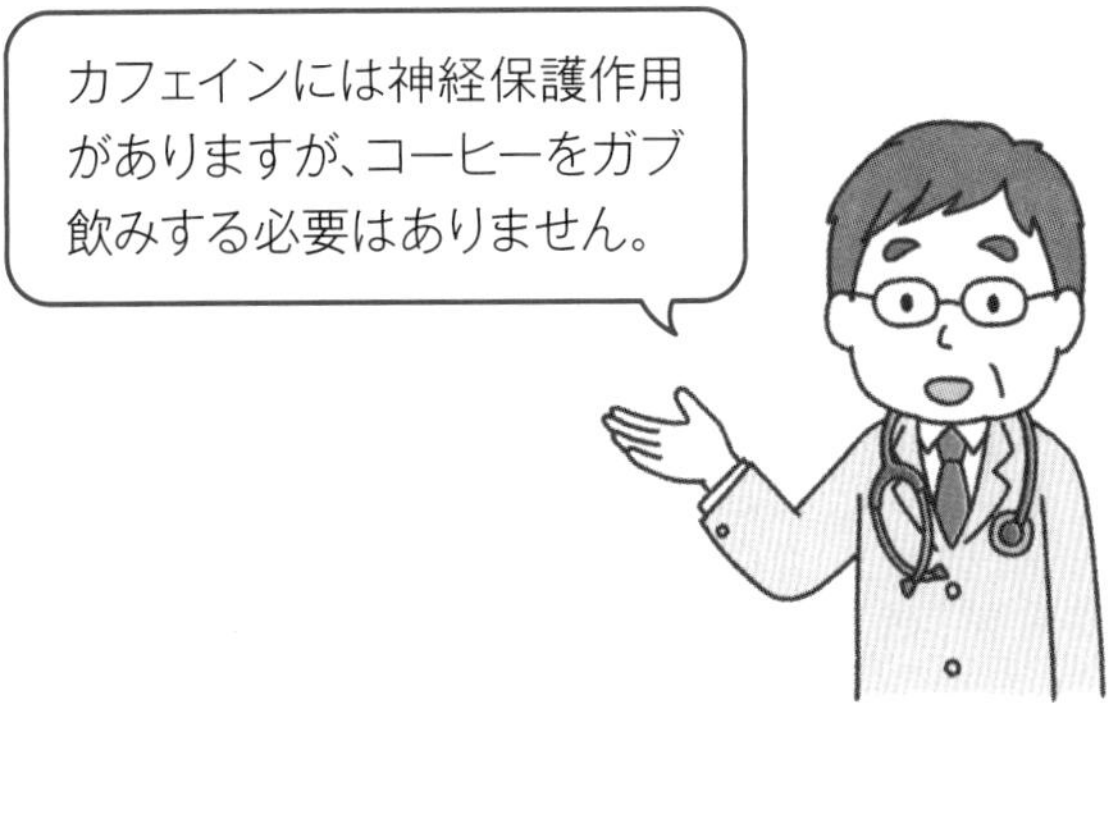
カフェインには神経保護作用がありますが、コーヒーをガブ飲みする必要はありません。

腸内細菌とパーキンソン病

最近、腸内細菌がさまざまな疾患と関係していることがわかってきています。そして、パーキンソン病についても、腸内細菌との関係が注目されています。

まずは、腸内細菌と疾患との関係をお話しします。私たちの腸内には百兆〜千兆個の微生物が生息しています。そして、腸内の環境が悪くなると、いわゆる悪玉菌とよばれる腸内細菌が増えてしまいます。この悪玉菌は、炎症を起こす免疫細胞を増やすことが報告されています。この免疫細胞が増えることで、炎症状態が続くことになり、このことがさまざまな疾患に関与することがわかっています。パーキンソン病の場合も、腸内から神経に炎症状態が伝達します。その結果、レビー小体のような異常タンパク質が増えてしまい、脳に移行します。

前述のコーヒーは、抗酸化作用による脳の保護的作用に加えて、腸内細菌にも影響しているのではないかと考えられています。実際に、コーヒーを飲むことにより、ビフィズス菌（善玉菌）が増えるという報告があります。さらに、悪玉菌に対するコーヒーの抗菌作用も知られています。

消化管とパーキンソン病の深い関係

ところで、本当にレビー小体は神経を通って腸から脳のほうに移動しているのでしょうか。これについて、難治性潰瘍の患者さんで検討した研究があります。

難治性潰瘍とは、胃にできた潰瘍がなかなか治らない病気です。この病気の治療法のひとつに、迷走神経（脳神経のなかで唯一、腹部までつながっている神経）を切って胃酸の分泌を抑える方法があります。この研究では、難治性潰瘍の患者さんについて、迷走神経を切った人と、切らなかった人を長期間追跡して、パーキンソン病の発生率を比較しました。その結果、迷走神経を切った人は、切らなかった人と比較して、パーキンソン病になりにくいということがわかりました。

また、盲腸にはレビー小体がたまりやすいといわれています。実際に、盲腸を切った人はパーキンソン病になりにくいという報告もあります。これらの報告から、消化管で発生したレビー小体が、神経を通じて脳へ移動している可能性が指摘されています。

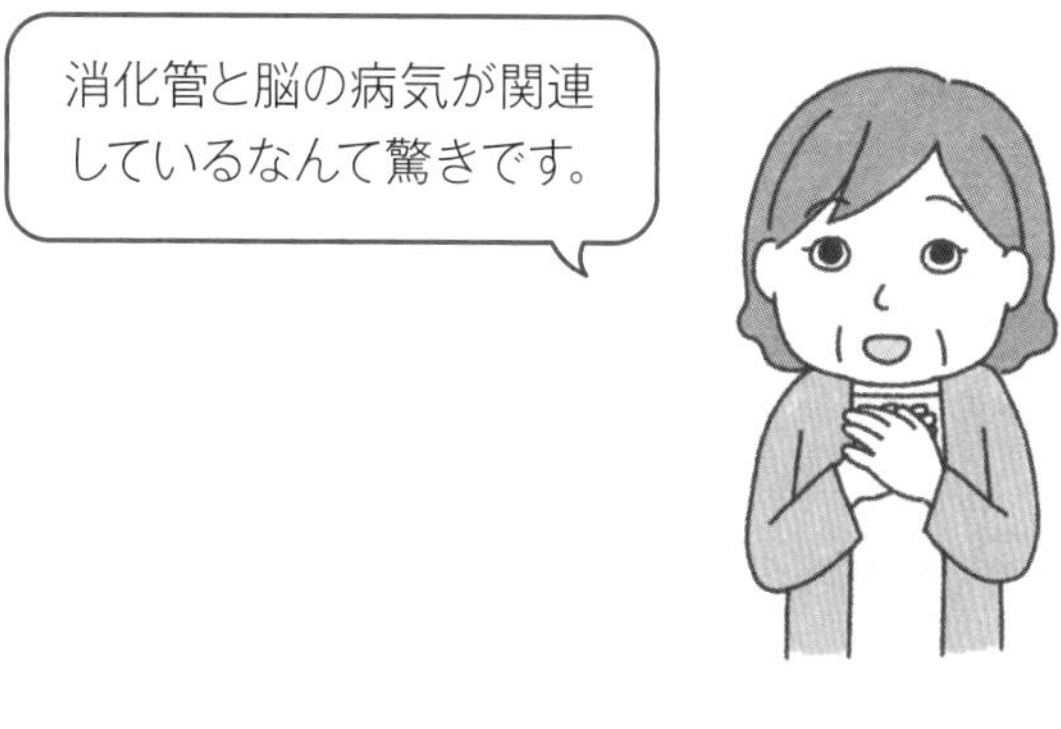
消化管と脳の病気が関連
しているなんて驚きです。

運動症状発症前の症状

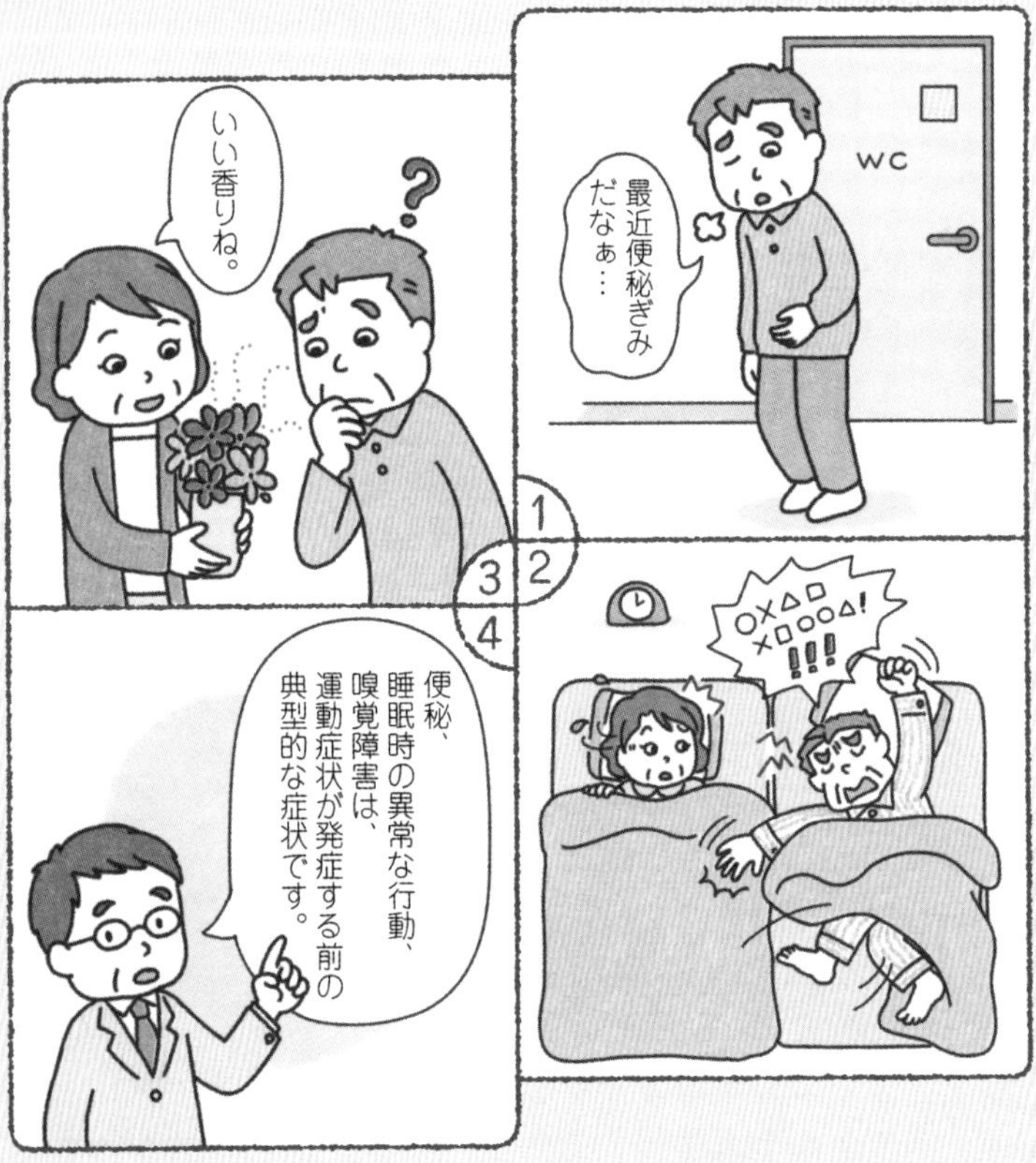
最近便秘ぎみだなぁ…
WC
いい香りね。
○×△□×□○○△!
!!!
便秘、睡眠時の異常な行動、嗅覚障害は、運動症状が発症する前の典型的な症状です。

2 運動症状発症前の症状

パーキンソン病になると、震え（振戦）、こわばりなどの運動症状が現れます。前述のとおり、レビー小体は消化管から脳のほうへ移動します。そして、運動症状はレビー小体が中脳に来たときに現れます。ここでは、運動症状が現れる前の、さまざまな症状を説明します。

便秘

パーキンソン病の患者さんは、運動症状が現れる前から便秘になりやすいといわれています。その原因は、腸を動かす神経にもレビー小体が蓄積し、腸の動きが悪化するためだと考えられています。

レム睡眠行動障害

通常、私たちがレム睡眠中に夢を見ているときは、手足が勝手に動かないように筋肉の動きがコントロールされています。しかし、パーキンソン病の患者さんはそのコントロールがうまくいかないために、夢を見ながら大声を出したり、暴れたりします。患者さんが一緒に寝ている配偶者を殴ってしまったり、箪笥を蹴飛ばしたりして骨折してしまう場合もあります。このような症状を、レム睡眠行動障害といいます。診断には夢と行動の内容が一致していることの確認が重要となります。

嗅覚障害

嗅覚障害はパーキンソン病の患者さんの7~8割に見られる症状です。嗅覚障害も運動症状の発症前から症状が現れます。これは鼻の奥の神経がα-シヌクレインにより障害されるためです。また、嗅覚障害が強いと、パーキンソン型認知症になりやすい可能性が指摘されています。しかし、多くの場合、患者さんは嗅覚障害を自覚していません。

3 運動症状

パーキンソン病の人はクルマのブレーキがかかりっぱなしの状態

運動症状はパーキンソン病の代表的な症状です。なぜこのような症状が現れるのか、クルマに例えてみていきましょう。

私たちが手足を動かすときに、その指令を出すのが中脳にある運動野という部分です（図3）。ここはクルマに例えるとエンジンにあたります。この運動野に対して、線条体を介してアクセルやブレーキの役割を果たしているのが中脳黒質です。パーキンソン病の患者さんは、ブレーキを過度に踏んで、アクセルが踏めない状態になっています。その結果、一生懸命頑張って早く歩こうとしても、早く歩くことができず、動作が遅くなります。ブレーキがかかっているため、車の出力が上がらないのと同じ状態です。これがパーキンソン病の病態となります。

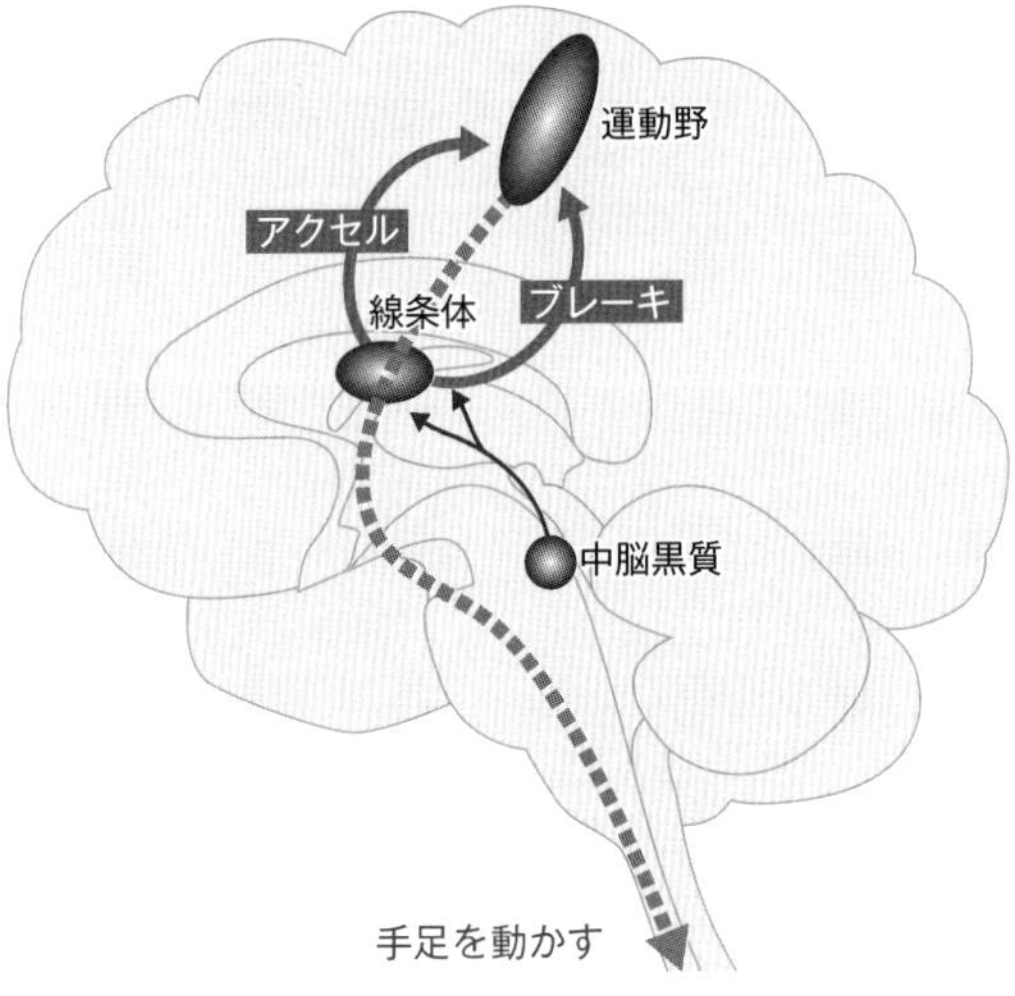

図3　脳のドパミン作動性神経

パーキンソン病のおもな運動症状（図4）

・震え（振戦）

パーキンソン病の患者さんの典型的な運動症状が震え（振戦）です。手に症状が出る場合が多いですが、脚に出る場合もあります。安静時振戦では、何もしていない時に震えがおきます。意外なことに、何か動作をすると震えは止まることが多いです。そのため、日常生活ではそこまで大きな問題になることはないという患者さんもいます。

・強張り（固縮・筋強剛）

筋強剛とは筋肉が固くなる症状です。患者さん自

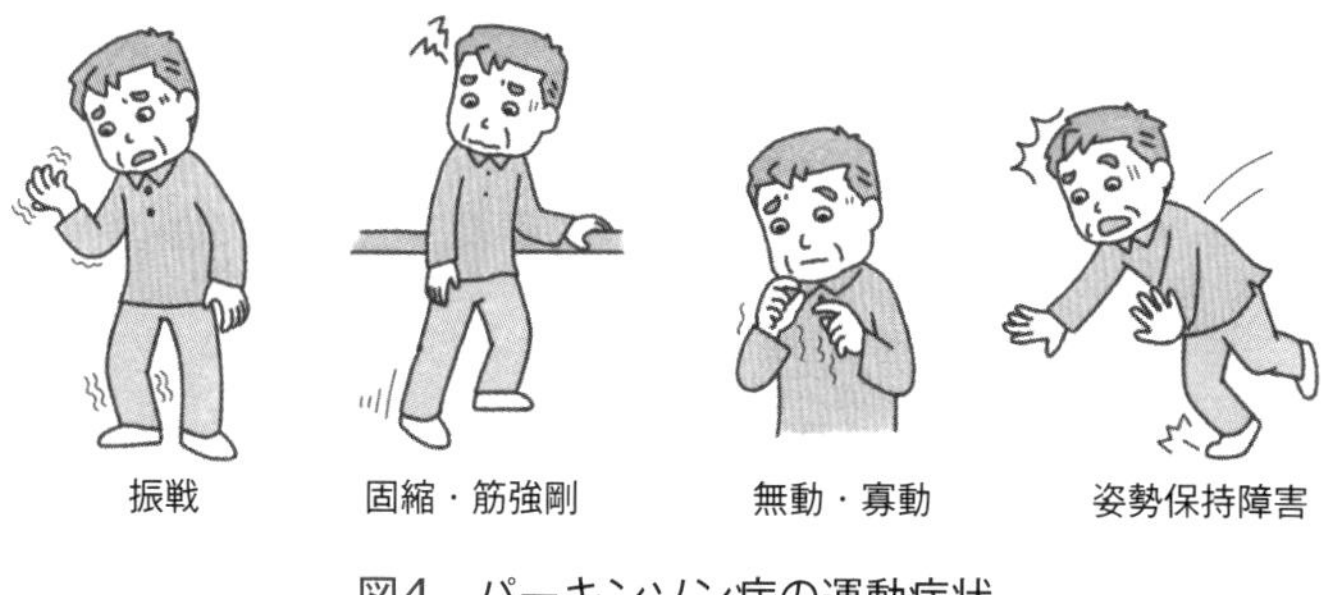

図4　パーキンソン病の運動症状

身は自覚がないことが多いですが、強張っているように感じる場合もあります。医師の診察の際に、手足を曲げ伸ばしして確認すると、カクカクと歯車を動かすような抵抗があります。

・動作が遅くなる（無動・寡動）

動作の開始に時間がかかったり、動作も遅くなります。まばたきが減り、顔の表情が乏しくなったり（仮面様顔貌）、声が小さくなることもあります。書いた字が小さくなる「小字症」も現れます。

・姿勢が保持できない（姿勢保持障害）

図5は病院で行う姿勢保持障害の診断法です。このように前後に引くと、普通であれば2、3歩で立ち止まることができます。しかし、パーキンソン

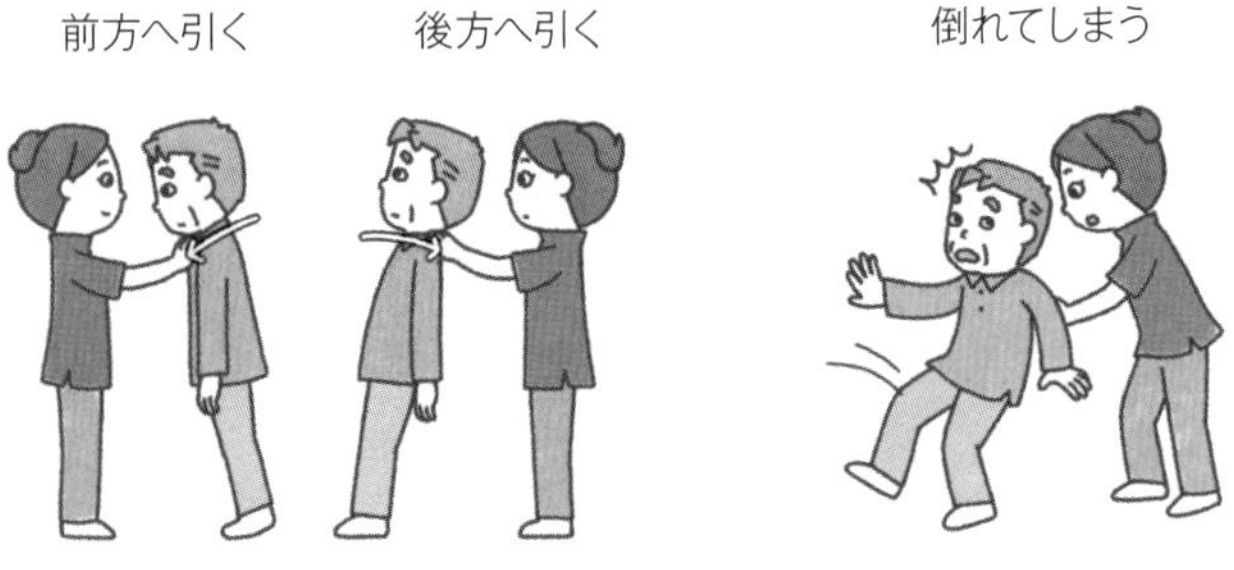

図5　パーキンソン病の患者さんの姿勢保持障害

病の患者さんは止まることができずに倒れてしまいます。

・**摺り足**

パーキンソン病の患者さんは動きが悪くなるため、摺り足（ちょこちょこ歩き）になります。そして、まったく腕を振らなくなるのも特徴です。通常は、小刻みで歩くことはできますが、電車からホームに降りようとしたり、急に方向を変えようとしたりすると、足がすくんでしまいます。このような症状が出始めると、患者さんは不自由を感じるようになってきます。

・**2つのことが同時にできない（デュアル・タスク障害）**

デュアル・タスクとは、2つの異なる動作を同時に行う動作のことです。テレビを見ながら作業する、計算しながら散歩する、などがデュアル・タスクです。パーキンソン病の患者さんはこのデュアル・タスクが困難になってしまいます。たとえば、私たちは右手ではグーパーをして、左手をヒラヒラさせる動作は問題なくできると思います。しかし、パーキンソン病の患者さんはそのような動作ができな

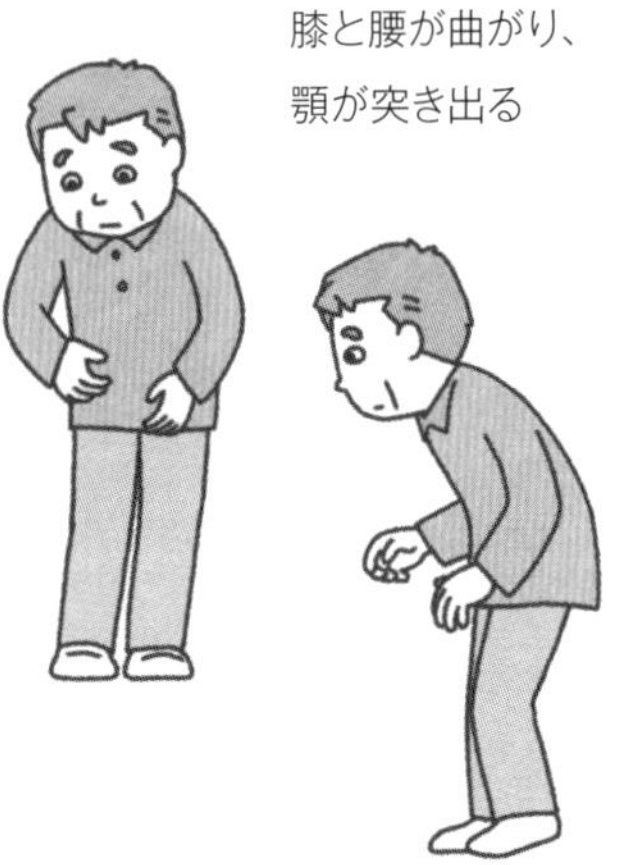
膝と腰が曲がり、
顎が突き出る

図6A　パーキンソン病の患者さんの姿勢異常①

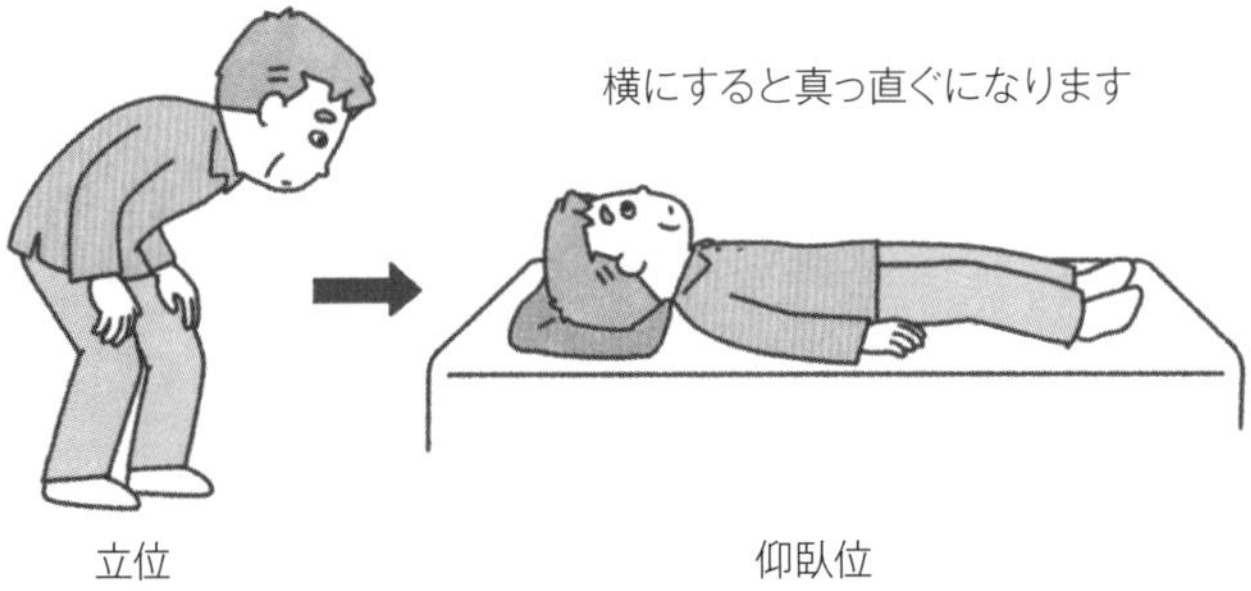
横にすると真っ直ぐになります
立位
仰臥位

図6B　パーキンソン病の患者さんの姿勢異常②

くなってしまいます。

・姿勢異常

図6Aはパーキンソン病の患者さんの典型的な姿勢です。パーキンソン病の患者さんは、膝と腰が曲がり、顎が突き出るような形になります。身体が左右のいずれかに傾く姿勢異常は、ピサ徴候ともよばれます。骨が変形しているわけではないので、患者さんを横にすると真っ直ぐとした体勢で寝ることができます（図6B）。脳が姿勢を調節しているため、このような姿勢になってしまいます。

非運動症状

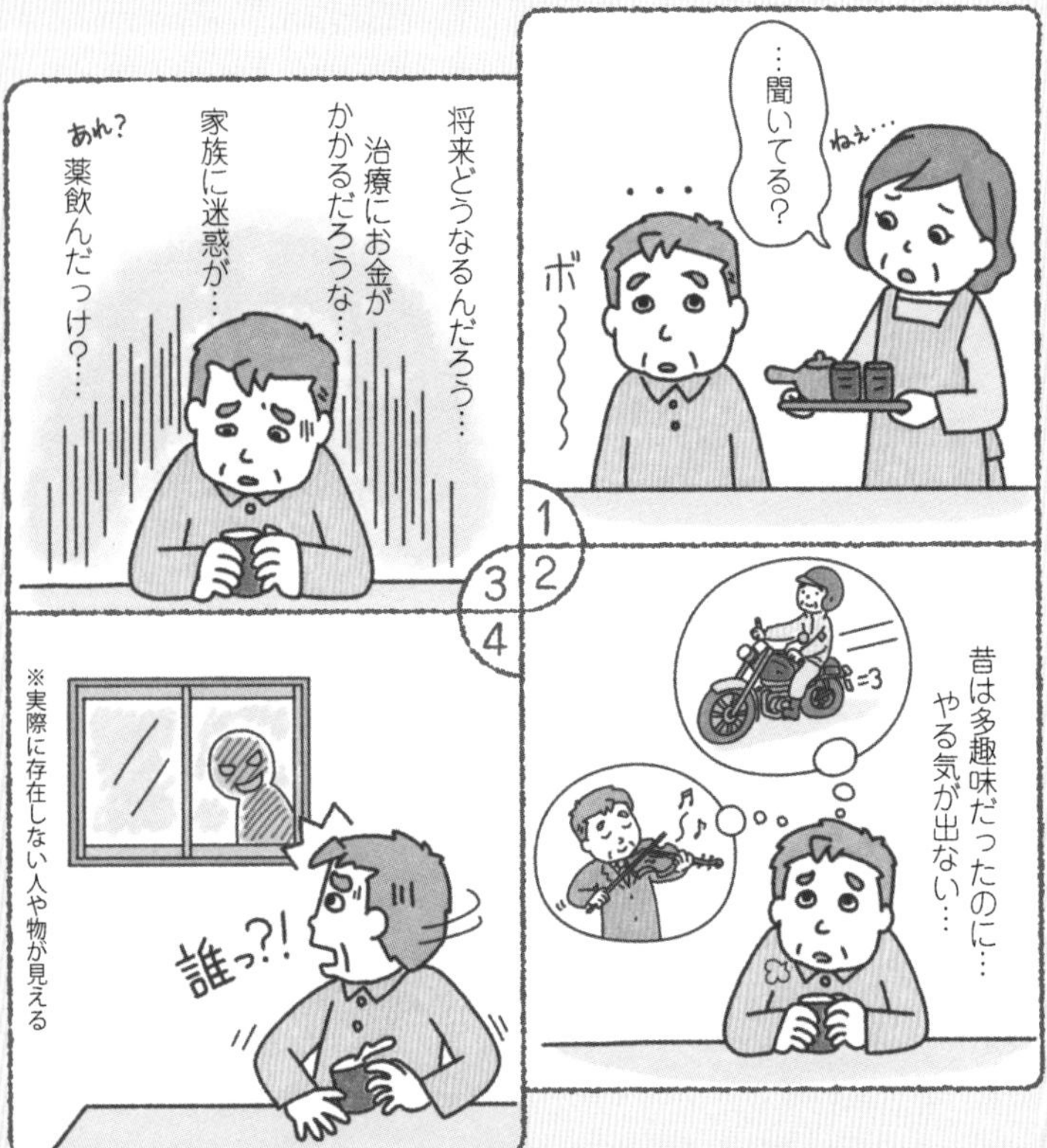

ねぇ…
…聞いてる?
・・・
ボ〜〜〜〜
昔は多趣味だったのに…
やる気が出ない…
将来どうなるんだろう…
治療にお金がかかるだろうな…
家族に迷惑が…
あれ?
薬飲んだっけ?…
※実際に存在しない人や物が見える
誰っ?!

4 非運動症状

パーキンソン病は精神症状などの非運動症状が現れます。

非運動症状は、発症前や発症初期から出現することもあります。脳のドパミン作動性神経に異常があるため、うつ・アパシー、幻覚、認知症が現れる場合があります。

目的が達成できない、距離感がわからない（遂行機能障害・視空間認知障害）

認知症の人に見られる遂行機能障害は、パーキンソン病の患者さんにもよく現れます。遂行機能障害とは、計画性を持って物事を実行することができなくなり、段取りが悪くなってしまう症状です。たとえば、料理の手順がわからなくなってしまうということがあります。「今日はカレーライスを食べよう」と思っても、何を買えばよいのか、料理の手順はどうなっていたのかがわからなくなります。そして、作業中のとっさの判断もできなくなります。

視空間認知障害が現れると、距離感や自分が斜めになっていることなどがわからなくなってしまいます。右に出口があり、左に窓があるなどの状況を頭のなかでうまく構成することができません。また、注意障害が現れる場合もあります。ボーっとしたり、反応が悪くなり、呼びかけにも反応しなくなります。

うつ・アパシー

うつ、とくに不安感はよく見られる症状です。つねにあれやこれやと心配してしまいます。また、アパシーとは、やる気や興味が薄れてしまう症状です。医師が「リハビリしましょう」といっても、なかなかやってくれません。サボっているわけではなく、気力が沸いてこないのです。

幻覚（幻視・幻聴）

幻覚もパーキンソン病の患者さんに多く見られる症状です。私の患者さんのなかに、認知症がないにもかかわらず、幻覚を見てしまう患者さんがいます。「幻のマボちゃんファミリー」という名前をつけています（図7A）。患者さんが部屋で寝ていると、5、6歳のマボちゃんが部屋に入ってきて、部屋を散らかして帰っていきます。これはすべて幻覚ですが、パーキンソン病の患者さんにははっきりと見えています。

75歳女性、罹病期間10年

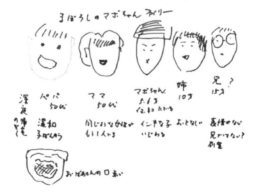

図7A　パーキンソン病の患者さんの幻覚①

図7Bは同じ患者さんが書いた絵です。患者さんにははっきりと幻覚が見えているため、カラーで見ると色彩豊かに描かれています。具体的にお話しするため、われわれ医師も、思わず信じてしまうことがあります。

この患者さんは幻覚に話しかけようとすると、ふっと消えてしまうそうです。そのため、本人はとても気持ち悪く感じてしまいます。

多くの場合、幻覚で見える顔は、はっきりと見えないことが多いようです。なかには、目・鼻・口が局所的に大きく見えると言われる患者さんもいます。また、目が狐目になっているという場合もあります。

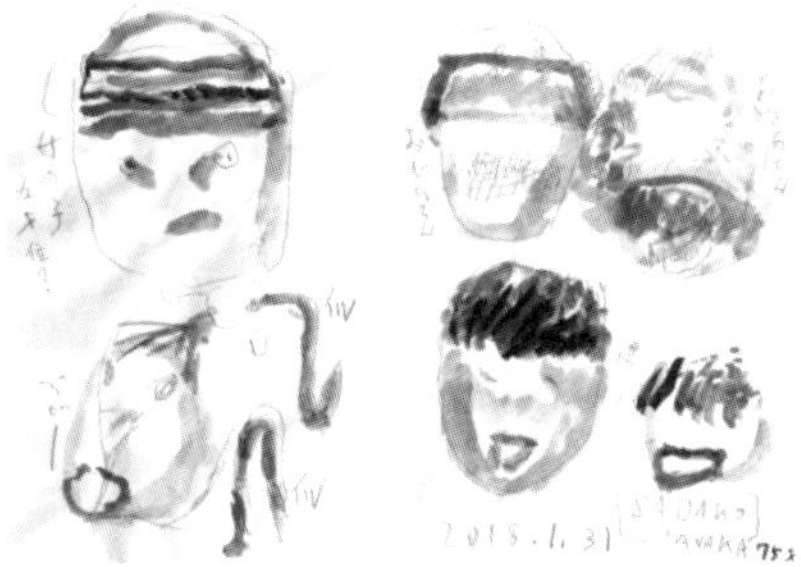

図7B　パーキンソン病の患者さんの幻覚②

幻聴が聞こえる場合もあります。私の患者さんには、認知症がまったくないにもかかわらず、天井の裏に誰かが隠れていて、いつもコソコソいう声が聞こえてきたり、家族が誰か知らない人と話したりしている声が隣の部屋から聞こえてくるという方もいます。

錯視

パーキンソン病の患者さんは、風景画像のなかに見えないはずの人の顔などが見えるかどうかを検査する場合があります（パレイドリアテスト）。図8のように、パーキンソン病の患者さんは、パンジーの花、鳥が3羽飛んでいる様子、

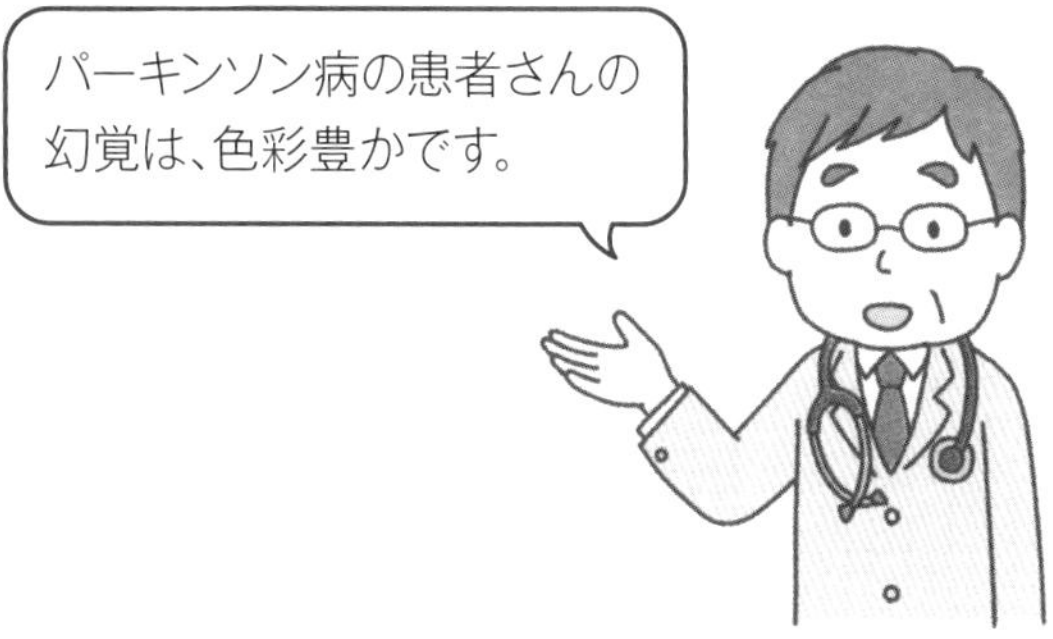
パーキンソン病の患者さんの
幻覚は、色彩豊かです。

チーターの身体の模様が人の顔に見えてしまいます。また、木陰に人が隠れているように見えることもあります。日常生活では、衣装掛けにジャケットが掛かっていると、そこに人が立っているように見えます。また、壁に模様があると、そこに水滴が垂れて見えたり、虫が見えたりします。このように、パーキンソン病の患者さんは、見ているものを正確に判断できな

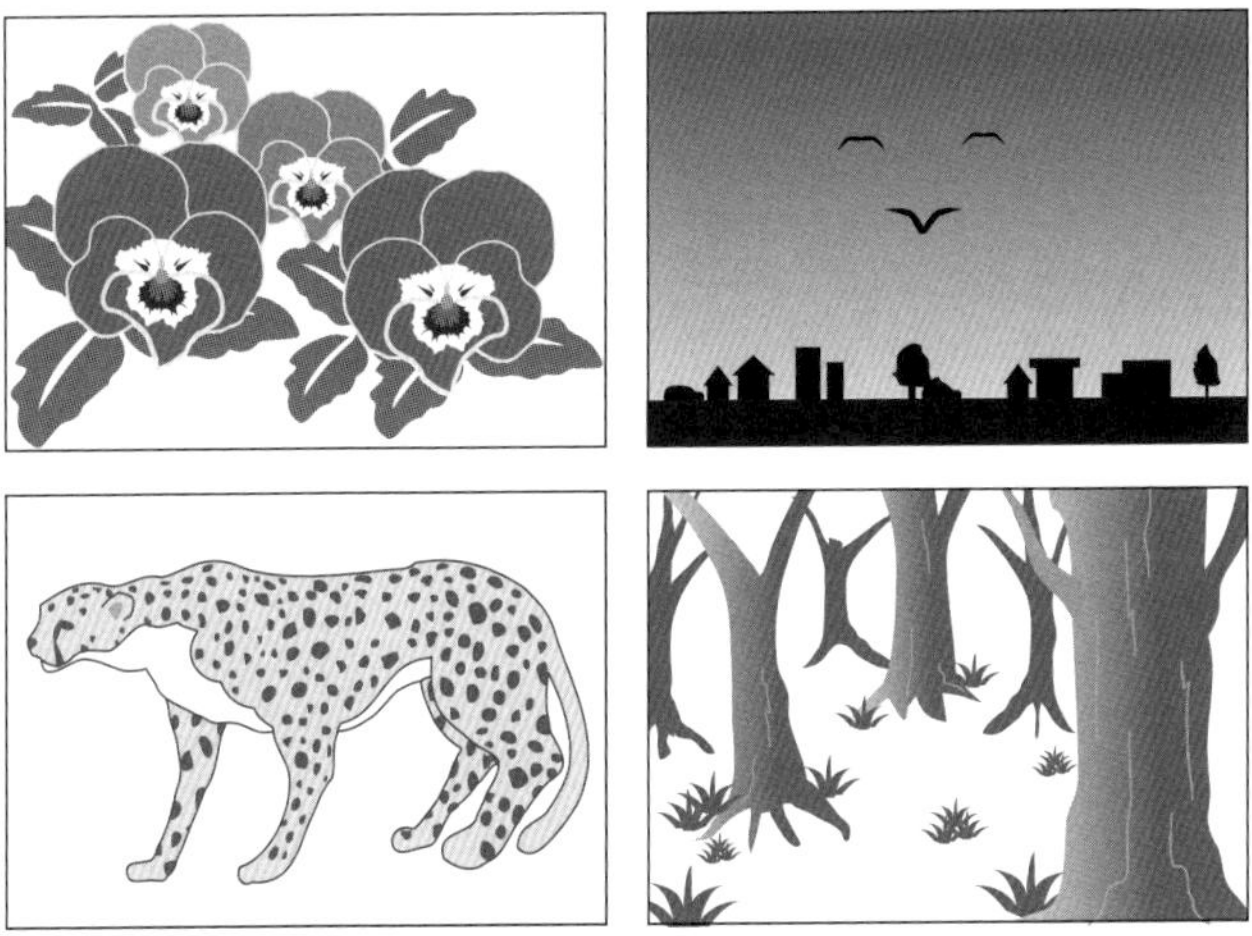
人の顔や姿が見えますか？

図8　パレイドリアテスト
(Uchiyama M, et al. Brain. 2012; 135: 2458-69.を参考に作図)

くなり、違ったものに見えてしまいます。

時計描画試験

時計描画試験とは、患者さんに時計の絵を描いてもらう試験です。前頭葉の働きが正常かどうかを確認することができます。図9はパーキンソン病の患者さんが描いた時計です。このように、長針と短針の位置がおかしく、10時10分がうまく描けません。

視覚錯綜図

タマエさんは、図10を見て何を見つけることができますか？　正解は、アヒル、パイプ、ドライバー、ピアノですね。パーキンソン病の人はこれら

10時10分

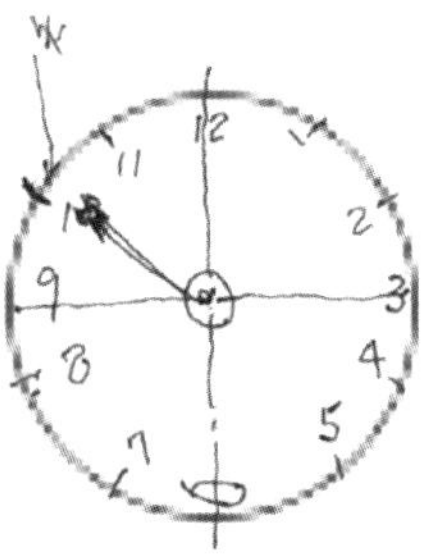

図9　パーキンソン病の患者さんが描いた時計（時計描画試験）

を見つけることができなくなってしまいます。どういう構成になっているのか、見えたものを正確に認識することができません。

5 診断

パーキンソン病の診断では**表1**のように4つの項目を確認することになります。

パーキンソン病の診断の際にもっとも注視すべきところは〝無動〟です。われわれ医師は、まず動作の確認をします。そして、便秘、うつ、幻覚や、睡眠

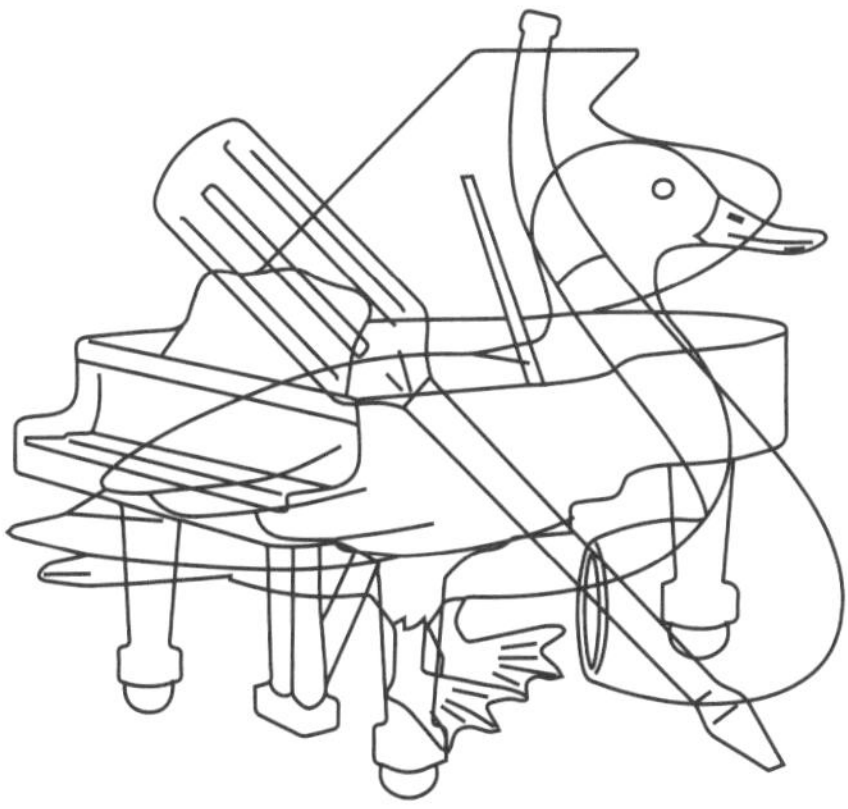

図10　視覚錯綜試験

(Ishioka T, et al. Mov Disord. 2011; 26: 837-43. を参考に作図)

の際に夢を見ながら騒いだりしないか問診します。さらに頭部MRI検査、ドパミントランスポーター画像、MIBG心筋シンチグラフィーなどの画像検査を行います。

核磁気共鳴画像法（MRI）

パーキンソン病の患者さんは、通常の撮影方法のMRI検査では異常がないのが特徴です。そのため、パーキンソン病が疑われる患者さんは、まず頭部のMRI検査を行います。脳の一部分が萎縮していたら、ほかの病気の可能性を考えます。

・運動症状の確認（振戦、筋強剛、無動など）
・非運動症状の確認（自律神経症状、うつ、幻覚、レム睡眠行動障害、嗅覚低下など）
・運動症状発症前の症状（自律神経症状、うつ、レム睡眠行動障害、嗅覚低下など）
・画像検査（頭部MRI検査、ドパミントランスポーター画像、MIBG心筋シンチグラフィー）

表1　パーキンソン病の診断

ＭＩＢＧシンチグラフィ

ＭＩＢＧシンチグラフィとは、心臓の交感神経の機能を調べるための神経核医学検査です。心臓の交感神経から出る神経伝達物質（ノルアドレナリン）に似た構造の物質（メタヨードベンジルグアニジン〔ＭＩＢＧ〕）を注射して、心臓の交感神経にどのくらい取り込まれるかを確認します。パーキンソン病の患者さんは、心臓の交感神経に異常をきたしているため、取り込みが低下します。これは、ほかの病気（パーキンソン症候群：パーキンソン病と同じような運動症状を呈する病気）ではあまり見られない現象であるため、この検査により、パーキンソン病の診断率が上がります。ただし、この検査はおもにパーキンソン病の診断の目的のための検査であり、検査で異常がみられてもパーキンソン病の患者さんが心不全を起こしているわけではありません。また、被ばく量も問題になる量にはなりません。

単一光子放射型コンピュータ断層撮影（SPECT）

最近では、I-123（放射性同位体）が標識されたイオフルパンを用いた単一光子放射型コンピュータ断層撮影（SPECT）により、脳のドパミン神経が見えるようになってきました。脳のドパミン神経は、中脳の黒質から線条体という部分に枝を出している状態となっています、イオフルパンを用いたSPECTでは、この枝先の部分がどの程度保てているかどうかを調べることができます。大学病院などの大きな病院であれば、この検査を行うことができます。

薬物治療

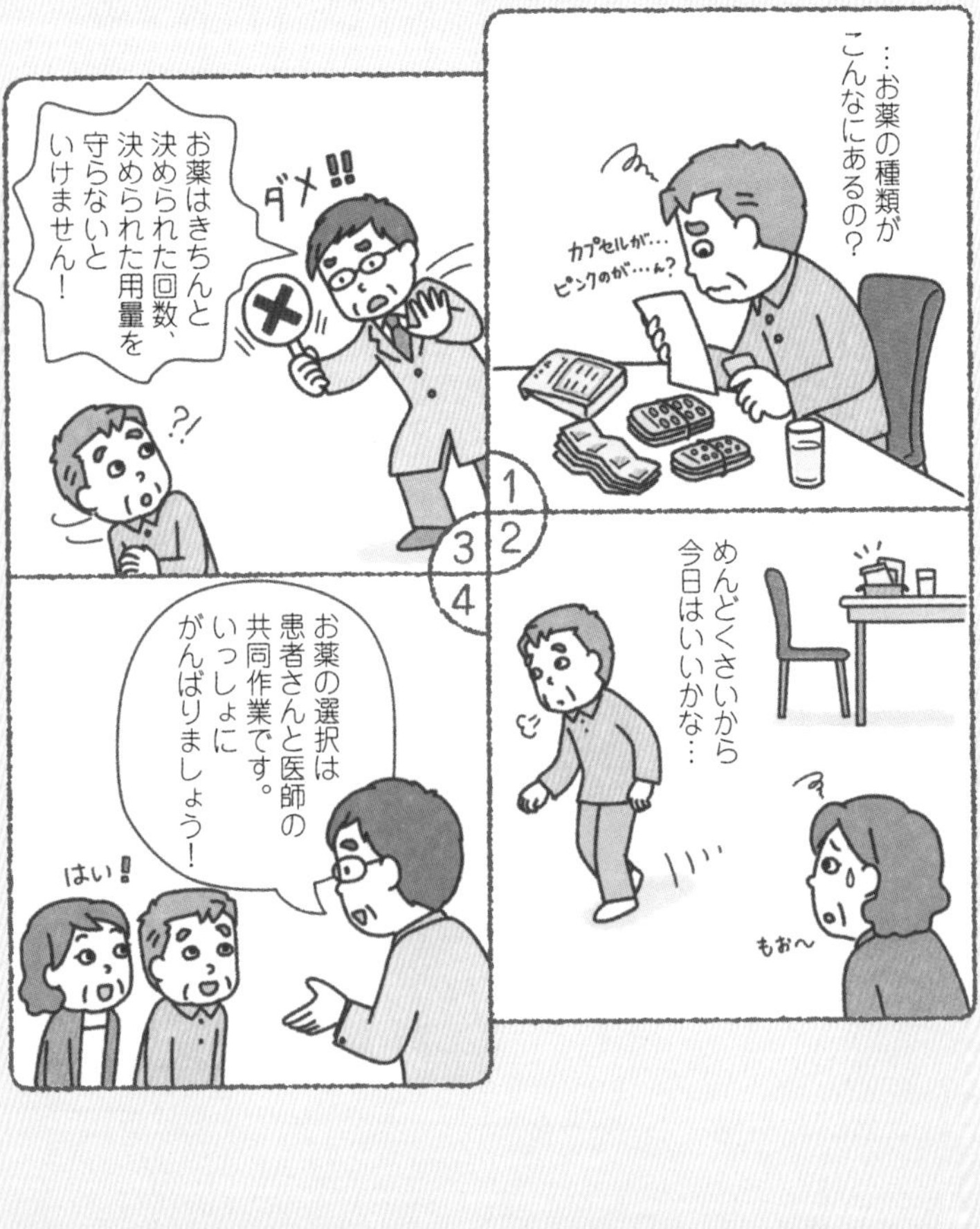
…お薬の種類がこんなにあるの？
カプセルが…
ピンクのが…ん？
めんどくさいから今日はいいかな…
もお～
ダメ!!
お薬はきちんと決められた回数、決められた用量を守らないといけません！
?!
お薬の選択は患者さんと医師の共同作業です。いっしょにがんばりましょう！
はい！

6 薬物治療（早期・進行期）

運動症状を改善するお薬（表2）

パーキンソン病のお薬はたくさんあり、患者さんからはよく「こんなにたくさん薬を飲むの？」と言われます。そのなかで、もっとも重要な横綱クラスのお薬はL-ドパ（レボドパ）です。パーキンソン病の症状に、とてもよく効くお薬です。次に、大関か関脇クラスのお薬がドパミン受容体作動薬です。そのほかは前頭くらいのレベルになります。

しかし、そのほかのお薬も非常に重要な役割を果たしています。L-ドパは非常に治療効果が高く、副作用も少ないお薬です。しかし、たくさん使うと、薬が効いている時間が短くなったり（ウェアリングオフ）、薬が効いているときに身体が揺

薬物名	商品名
レボドパ製剤（合剤）	
カルビドパ	メネシット®
ベンセラジド	イーシー・ドパール®
レボドパ＋カルビドパ＋エンタカポン	スタレボ®
ドパミン受容体作動薬	
ロピニロール	レキップ®
プラミペキソール	ミラペックス®
ロチゴチン	ニュープロ®　パッチ
アポモルヒネ	アポカイン®
ドパミン代謝改善薬	
セレギリン	エフピー®
エンタカポン	コムタン®
ドパミン生産促進薬	
ゾニサミド	トレリーフ®
ドパミン神経機能調節薬	
イストラデフィリン	ノウリアスト®
ドパミン放出刺激薬	
アマンタジン	シンメトレル®
抗コリン薬	
トリヘキシフェニジル	アーテン®
ノルアドレナリン補充薬	
ドロキシドパ	ドプス®

表2　パーキンソン病の運動症状を改善するお薬

れてしまいます（ジスキネジア）。ウェアリングオフとジスキネジアを運動合併症といいます（本章90ページ参照）。このような運動合併症を抑えるため、前頭クラスの薬を組み合わせて、L-ドパの量を必要最低限に抑えるように処方します。

早期パーキンソン病の治療

CQ1　早期パーキンソン病の治療はどのように行うべきか
CQ1-1　早期パーキンソン病は、診断後できるだけ早期に薬物療法を開始すべきか
CQ1-2　早期パーキンソン病の治療はL-ドパとL-ドパ以外の薬物療法（ドパミンアゴニストおよびMAOB阻害薬）のどちらで開始すべきか
（パーキンソン病診療ガイドライン2018より）

これは「パーキンソン病診療ガイドライン2018」からの抜粋です。タマエさんも「ガイドライン」という言葉は聞いたことがあると思います。ガイドライン

とは、その疾患の専門ではない医師であっても、ある一定の診療レベルで患者さんを治療するための指標となるものです。パーキンソン病だけでなく、さまざまな疾患のガイドラインが発行されています。そして、近年のガイドラインでは、クリニカルクエスチョン（clinical question: CQ）が取り入れられています。CQとは治療法の決定の際に、複数の選択肢があり、そのいずれがよりよいかを推奨として提示することです。患者さんの症状の改善が期待できる場合、そのポイントをCQとして取り上げることが提案されています。

まずは、「早期パーキンソン病は、診断後できるだけ早期に薬物療法を開始すべきか」というCQに対する答えですが、ガイドラインでは、「特別の理由がない限りにおいて、診断後できるだけ早期に治療開始することを提案する」とあります。次に、この答えを裏付けるような研究を紹介します。イタリアのミラノとアフリカのガーナでのパーキンソン病患者さんの予後を比較した研究です。

ミラノとガーナの比較

現在、ミラノがあるイタリアは医療先進国のひとつであり、病気になった場合でも、最先端の医療を受けることができます。しかし、ガーナは医療発展途上国であるため、病気の診断が遅れたり、薬の投与が遅れることがあります。パーキンソン病についても、ミラノではパーキンソン病の症状がでればすぐに医療機関を受診して、薬を投与しています。一方、ガーナでは、病状が悪化してもなかなか診断できず、薬を投与することができません。このような背景から、ミラノとガーナのパーキンソン病患者さんの予後を比較することで、パーキンソン病と診断された際に、早期に治療を開始したほうがよいのか、薬の投与を待ったほうがよいのかがわかります。その結果を示したのが**図11**です。ガーナでは、治療の開始時期が遅いため、運動合併症（ウェアリングオフやジスキネジア）の期間がミラノと比べて短かく、薬がよく効いているハネムーン期ははるかに短いのがわかります。一方、ミラノではパーキンソン病の症状がゆるやかに進行しています。このような研究結果からも、パーキンソン病と診断された場合は、早期に薬を開始したほうがよいと考えられています。運動合併症が起きるのを恐れて、わざと薬を飲む時期を遅らせたり、飲む薬を少なくすることはよいことではありません。

パーキンソン病の神経機能と経過

図12はパーキンソン病患者さんの神経機能の低下と、症状の経過を表した図です。横軸が時間の経過、左側の縦軸は神経機能、右側の縦軸

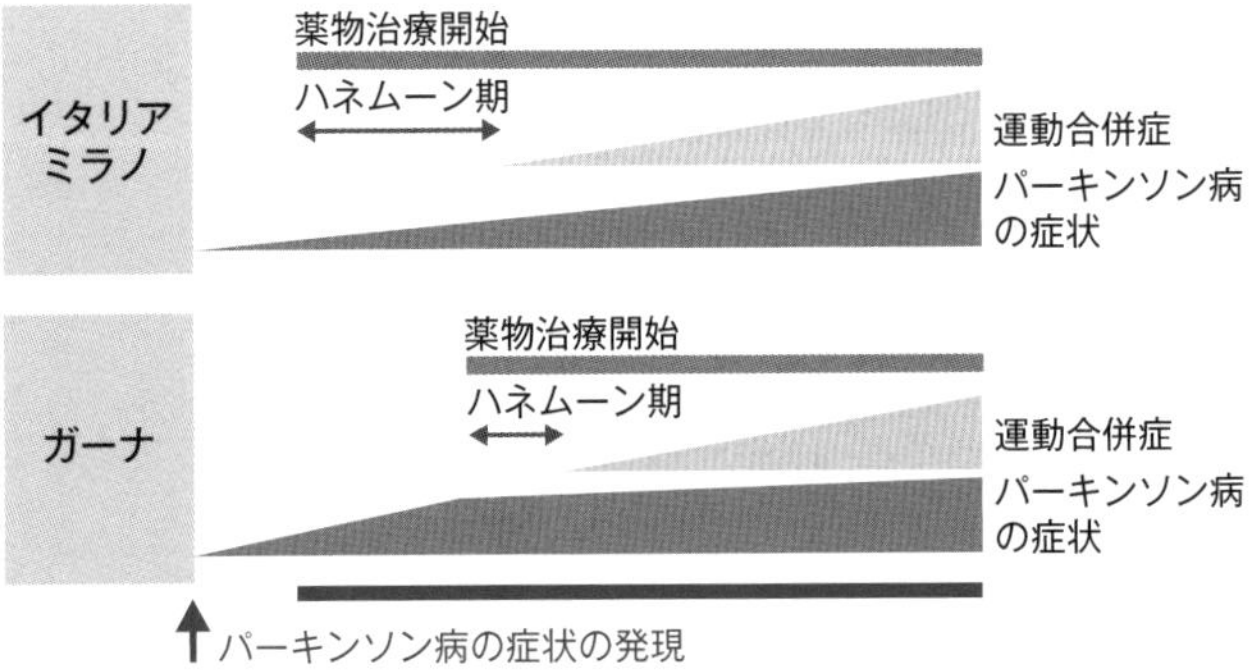

図11　薬物治療の開始時期の違いによる経過の違い
(Cilia R, et al. Brain. 2014; 137: 2731-42.を参考に作図)

は症状の重症度を示しています。パーキンソン病の患者さんでは、発症する約5年前から神経細胞が減少すると言われています。実際に、この図でも、運動症状出現前から神経機能が徐々に低下しているのがわかります。そして、神経の数が通常の約40％以下になると、運動症状などの症状が出現します。丸で囲まれた部分を注目してみると、運動症状が出現する前後（破線より上になると、運動症状が現れることを意味します）は、急激に神経機能が低下し、症状の変化がもっとも大きい時期です。この時期から適切な薬を開始することが大切です。

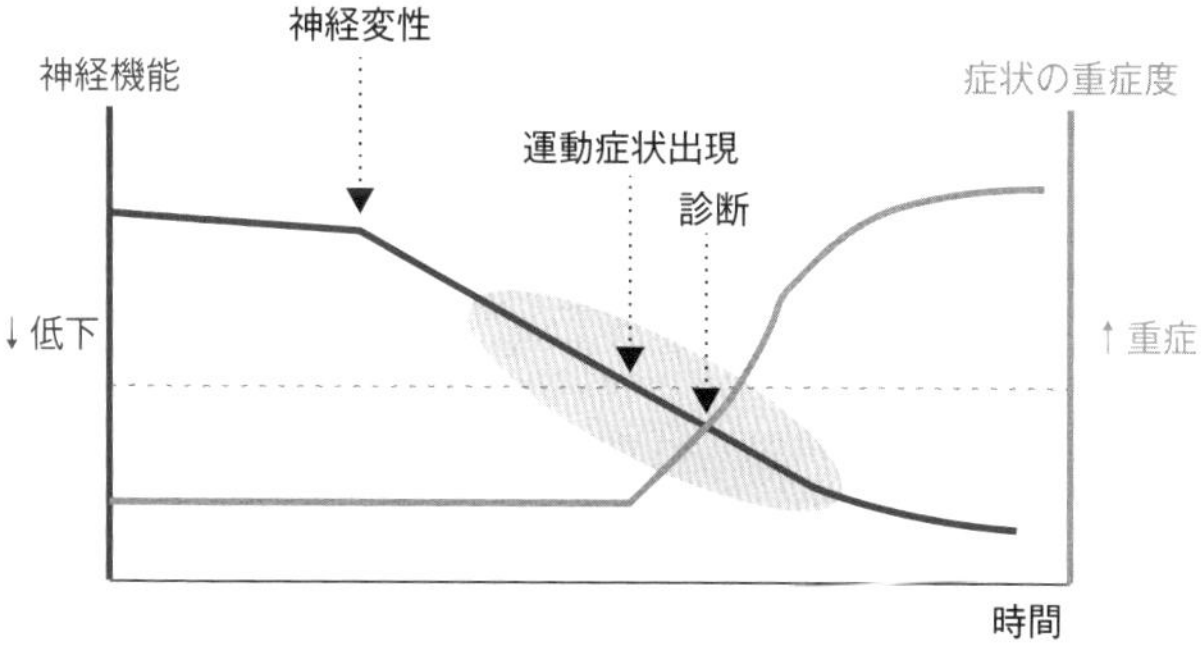

図12 パーキンソン病の神経機能と臨床経過
(Schapira AH, et al. Eur J Neurol. 2009; 16: 1090-9.を参考に作図)

初期の薬物治療のコツ

パーキンソン病診療ガイドライン2018では、「早期パーキンソン病の治療はL-ドパとL-ドパ以外の薬物療法（ドパミンアゴニストおよびMAOB阻害薬）のどちらで開始すべきか」というCQに対して、「運動障害により生活に支障をきたす場合、早期パーキンソン病の治療はL-ドパで開始することを提案する」とあります。ただし、L-ドパの服用は、運動合併症のリスクが高くなるため、65歳以下の発症など、運動合併症のリスクが高いと推定される場合は、L-ドパ以外の薬物療法（ドパミンアゴニストおよびMAOB阻害薬）を考慮します。

私がほかのお医者さんのために作成した、薬物治療のコツをお示しします。大切なことは、症状が出現したらなるべく早く薬を開始すること。高齢の患者さんが多い場合は、運動合併症状は起きにくいため、L-ドパを十分に使うことです。ただし、40～50歳代の患者さんの場合は、ほかの薬を組み合わせて、L-ドパだけを投与することはないようにしましょう、とお伝えしています。

初期の薬物治療のコツ

・症状を認めたら早期に薬を開始する。
・近年、高齢発症患者が多いため、L-ドパの使用を躊躇する必要はない。
・運動合併症の発現を遅らせるためにL-ドパにMAOB阻害薬、ドパミンアゴニストをうまく組み合わせることが重要である。その際、L-ドパの用量を1日300㎎以内に抑えるように工夫する。

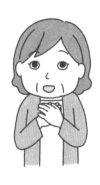

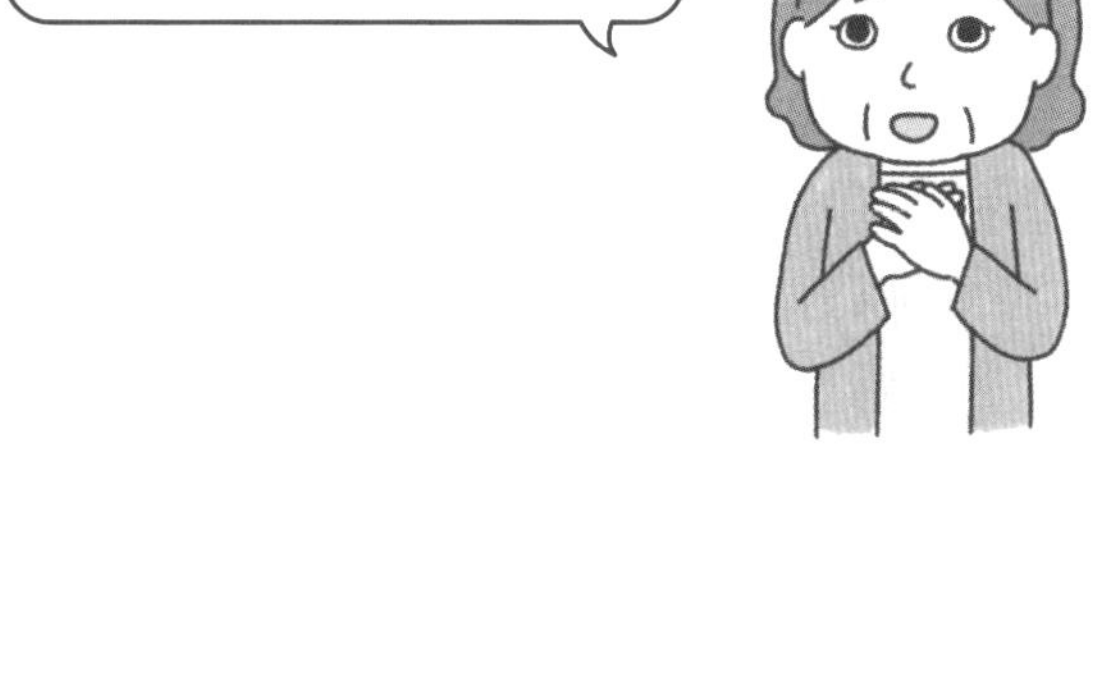
L-ドパは早めに飲み始めることが大事なんですね！

進行期の薬物治療

パーキンソン病は、薬の飲み始めの5年間は薬がよく効く時期となります。これをハネムーン期と言います。しかし、進行期になると運動合併症や非運動合併症が現れ、問題になります。運動合併症とは、ジスキネジア、ウェアリングオフ、オン・オフなどがあります。

L-ドパによる運動合併症① ジスキネジア

ジスキネジア（異常運動）はL-ドパの長期間の服用による運動合併症のひとつです。自分では止められない、または止めてもすぐに出現する異常な動きをまとめた呼び名です。具体的には、「繰り返し唇をすぼめる」「舌を左右に動かす」「口をもぐもぐさせる」「口を突き出す」「体が揺れる」「目を閉じるとなかなか開かず、しわを寄せている」「勝手に手が動いてしまう」「足が動いてしまって歩きにくい」

「足が突っ張って歩きにくい」などです。ジスキネジアが出現すると、患者さんはエネルギーを消費して、疲れてしまいます。

L-ドパによる運動合併症② ウェアリングオフ

ウェアリングオフとは、L-ドパの服薬を続けると、服薬から2～3時間で薬の効果が薄れて、急に動作が緩慢になったり、震えが起きたりする現象のことです。ウェアリングオフが起きた場合は、作用時間の長い、L-ドパを補助する薬（ロピニロール、エンタカポン、セレギリン、イストラデフィリン、ゾニサミドなど）を併用することになります。

L-ドパによる運動合併症③ オン・オフ

薬を飲んだ時間に関係なく、L-ドパの効果が突然切れて動けなくなったり（オフ）、効果が現れて動けるようになる（オン）現象があります。ウェアリングオフは一日のなかで現れる時間を予測することが出来ますが、オン・オフは予測することができないのが特徴です。この現象が現われる機序は十分に解明されていません。オン時には薬の効果が現れているときと同じように動けますが、オフ時にはパーキンソン症状が悪化します。オフ時にとくに悪化する症状としては、筋強剛、姿勢保持障害、無動、しゃべりにくさ、便秘などがあります。薬の追加や変更により、オン・オフが改善することもあります。

7 デバイスを用いた治療

L-ドパ持続経腸栄養

L-ドパは消化管での吸収が不安定なことが知られています。そのため、L-ドパの効果が切れる時間が長くなったり、ジスキネジアの症状が強くなった場合に、L-ドパ持続経腸栄養（デュオドーパ®配合経腸液）を使う場合があります（図13）。このデバイスを使う場合、まず胃ろうを作り、十二指腸の先にある小腸までチューブを挿入します。そして、そのチューブにポンプが内蔵されたカートリッジをつなぎます。このカートリッジのなかには、ゲル状になったL-ドパが入っていて、一定速度で持続的にお腹にL-ドパを注入します。これにより、L-ドパの血中濃度を一定に保つことが可能となり、ウェアリングオフ

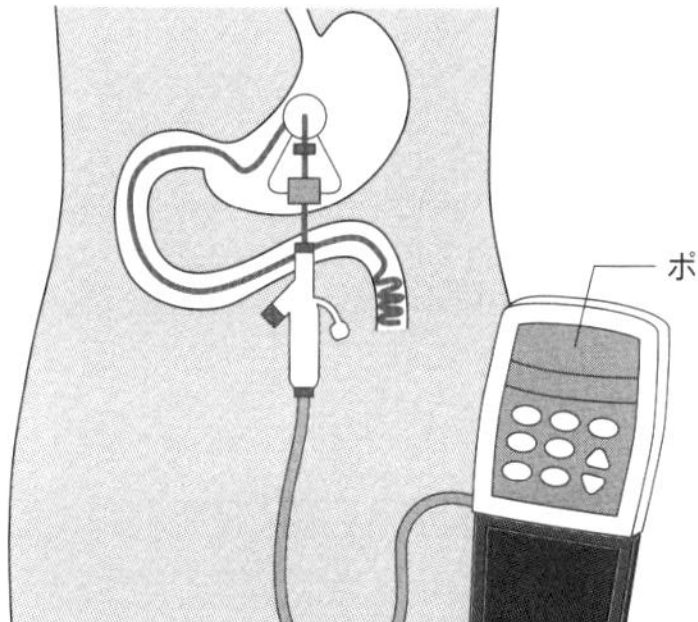

図13 デュオドーパ®配合経腸液

(Nat Rev Neurol. 2009; 5: 354.を参考に作図)

症状を改善し、ジスキネジアの発現を抑えることができます。最近では、このデバイスを使う患者さんが徐々に増えてきています。

脳深部刺激療法（DBS）

脳の深部に留置した電極からの電気刺激により、その部位の活動を抑える方法です（図14）。パーキンソン病の患者さんに対しては、まずは薬物治療を行うのが原則です。しかし、薬物治療のみで、十分な効果が得られない患者さんは脳深部刺激

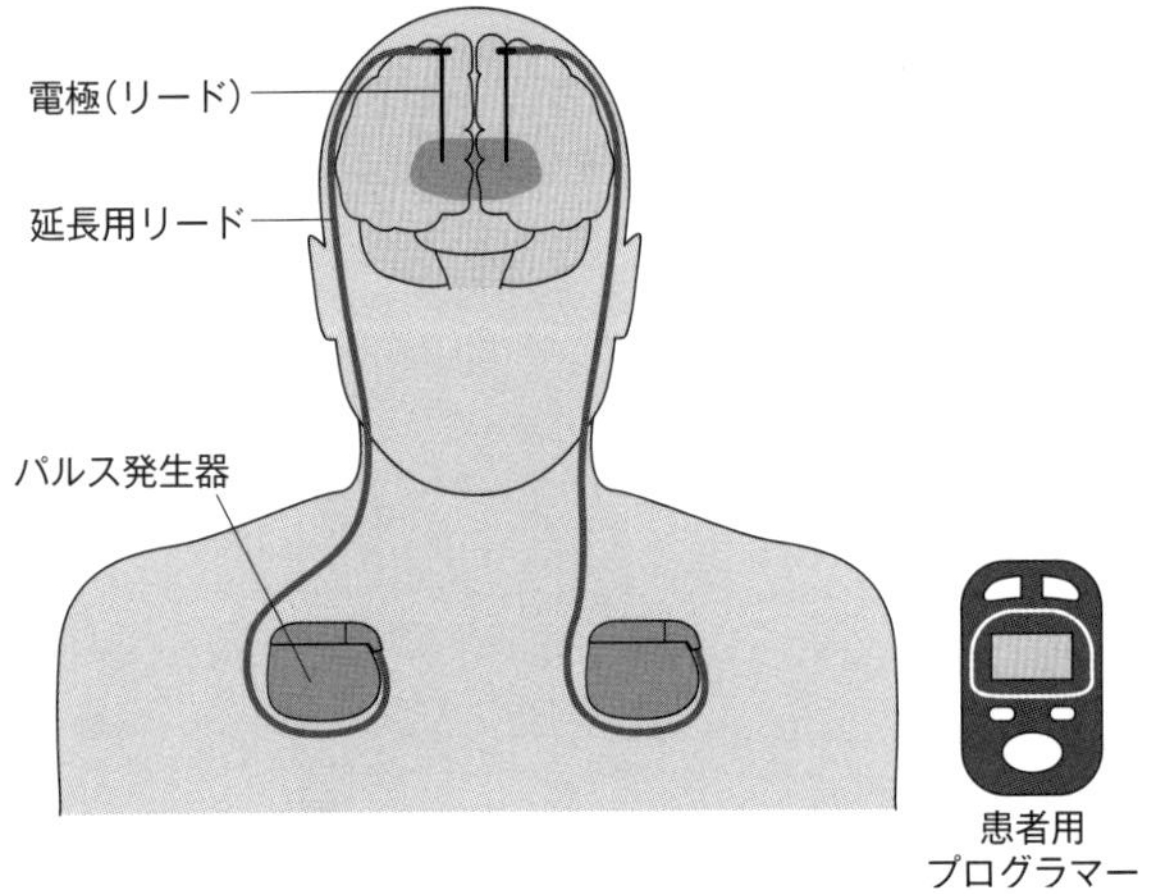

図14　脳深部刺激療法（DBS）

療法（deep brain stimulation: DBS）の対象となります。

若年者でL-ドパに対する反応が良い患者さんほど、手術の効果が得られます。しかし、構音障害（発音が正しくできない症状）、すくみ足、姿勢反射障害に対する治療効果は小さいと考えられています。

デバイスによる治療の比較

表3はL-ドパ持続経腸栄養とDBSの特徴を示したものです。

	L-ドパ持続経腸栄養	脳深部刺激療法
適応患者の年齢	とくに制限なし	70歳以下が望ましい
認知症	軽度なら可能	適応なし
ウエアリング・オフに対する効果	著明	著明
ジスキネジアに対する効果	あり	あり～著明
抗パーキンソン病薬の減薬効果	少ない	著明
認知機能に及ぼす影響	少ない	悪化

表3　L-ドパ持続経腸栄養と脳深部刺激療法の比較

Ｌ-ドパ持続経腸栄養は年齢制限がなく、軽度の認知症であれば適応されます。しかし、ＤＢＳは若い人のほうが効果がよく現れるため、70歳以下が望ましいとされています。また、認知症がある人は適応なしとなっています。

埼玉医科大学脳神経内科では、しっかりと患者さんと相談し、さまざまな治療法を組み合わせて、パーキンソン病の治療を進めていきます。

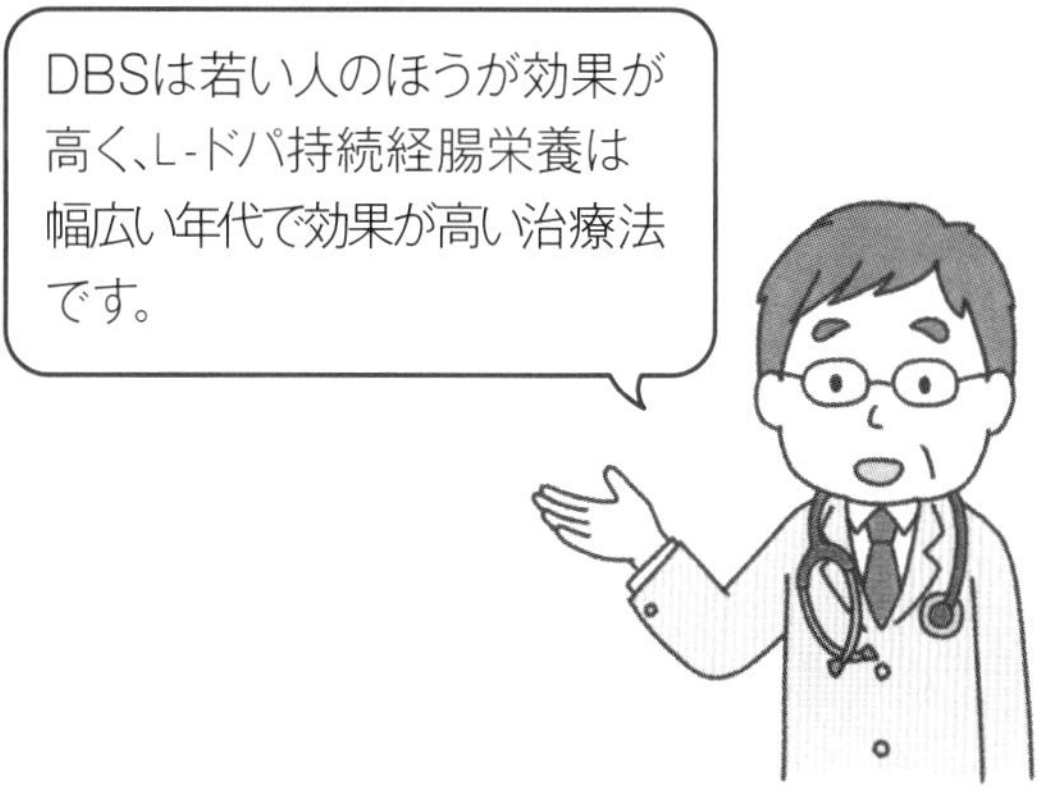
DBSは若い人のほうが効果が高く、L-ドパ持続経腸栄養は幅広い年代で効果が高い治療法です。

その他の治療法

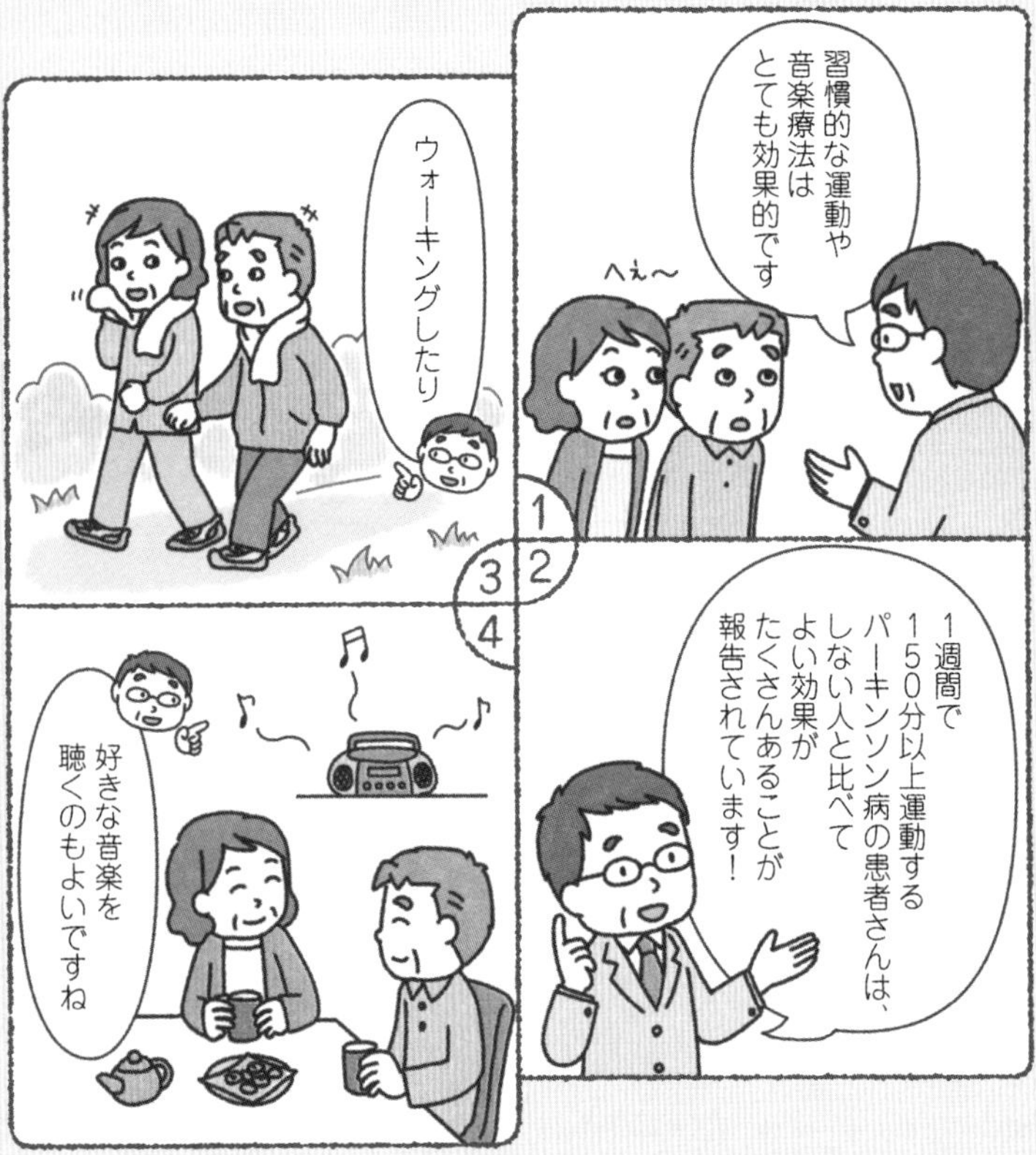
習慣的な運動や音楽療法はとても効果的です
へぇ〜
1週間で150分以上運動するパーキンソン病の患者さんは、しない人と比べてよい効果がたくさんあることが報告されています！
ウォーキングしたり
好きな音楽を聴くのもよいですね

8 その他の治療法

運動療法

パーキンソン病の治療では、運動療法が薬物療法と同じくらい大切になってきます。運動療法では、次のような目的で柔軟体操や有酸素運動を行います（表４）。

運動療法（柔軟体操・有酸素運動）の目的
1. 硬くなった筋肉・関節を柔らかくする
2. 姿勢異常を整える
3. バランス感覚を鍛える
4. 筋力低下を防ぐ
5. 体力低下を防ぐ
6. 脳を活性化する
7. 心肺機能を高める

表4　パーキンソン病の運動療法の目的

継続的に運動することはとても大切です

それでは、パーキンソン病の患者さんはどの程度運動すればよいのでしょうか。米国のパーキンソン病患者さんを、「まったく運動しない人」「1週間に1分から150分運動する人」「1週間に150分以上運動する人」の3群に分けて比較した研究では、1週間に150分以上運動する人では、まったく運動しない人と比較して、図15のような効果が見られました。パーキンソン病患者さん

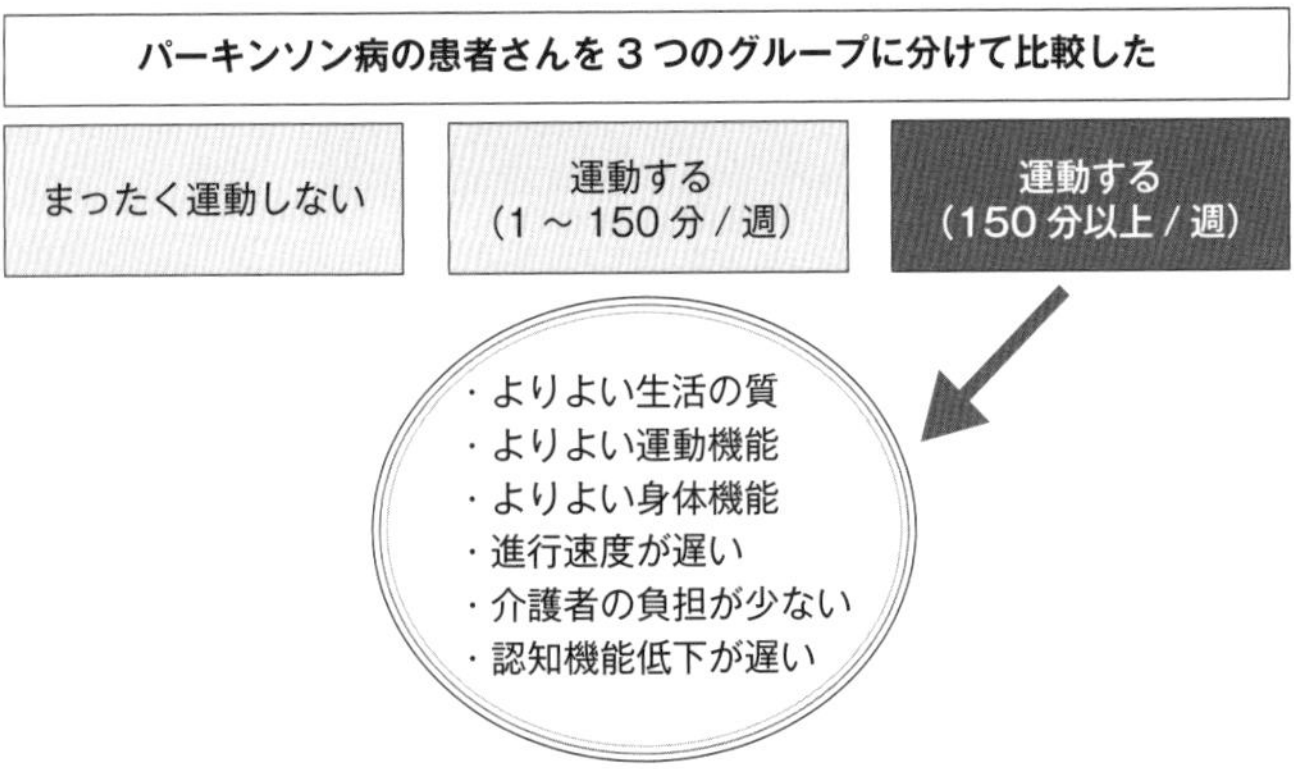
パーキンソン病の患者さんを３つのグループに分けて比較した
まったく運動しない
運動する（1 ～ 150 分 / 週）
運動する（150 分以上 / 週）
・よりよい生活の質
・よりよい運動機能
・よりよい身体機能
・進行速度が遅い
・介護者の負担が少ない
・認知機能低下が遅い

図15　継続的な運動とパーキンソン病の症状

(Oguh O, et al. Parkinsonism Relat Disord. 2014; 20: 1221-5.を参考に作図)

は、適切な運動が大事だということが、多くの研究により明らかになっています。

音楽療法

パーキンソン病により、スムーズに歩けなくなるなどの歩行に障害が出た患者さんに対する音楽療法はとても効果的です。損なわれたリズム感が改善します。パーキンソン病の患者さんに対する音楽療法では、比較的リズムの早い、テンポのよい音楽がよいとされていますが、クラシック、歌謡曲、演歌など、どのようなジャンルでも問題ありません。患者さんが好きな音楽を聞くことが大切です。また、メトロノームを音楽と一緒に聞くと、さらに効果が上がります。

運動療法と音楽療法を同時に実施することも効果的です。音楽を聴きながら散歩をすると足の運びがよくなることがあります。また、メトロノームを聞くと、足がすくんでいたのにすたすた歩けるようになることもあります。さらに、このような運動療法や音楽療法は、パーキンソン病の患者さんのうつや認知症の症状にも効果があるといわれています。

コラム

パーキンソン病に関する最新の研究

血液からパーキンソン病を予測する!

これまで勉強したとおり、パーキンソン病は早期の治療開始により、進行をある程度抑えることができます。そのためには、何よりもパーキンソン病を早期発見することが重要です。しかし、現在のところ、パーキンソン病の患者さんは症状が現れてから病院で受診することがほとんどです。

そこで研究者たちが注目したのが「血液」です。ふだんみなさんが健康診断の際に行う血液検査のように、簡便にパーキンソン病発症の可能性を早期発見することで、早期の治療開始につなげようと考えました。

実際に、アルツハイマー病では、血液検査により発症の可能性を早期に発見する検査が実用化されています。第1章で勉強したとおり、アルツハイマー病も神経変性疾患のひとつで、アミロイドβの神経細胞への蓄積が原因で発症します。しかし、アミロイドβは誰の脳のなかでも蓄積しているにもかかわらず、病気を発症する人としない人がいます。そこで、膨大な量の血液サンプルを調べた結果、アルツハイマー病の人の血液では、アミロイドβの毒性を弱める効果をもつタンパク質が減少していることを突き止めました。現在では、このタンパク質の血中の濃度を調べることでアルツハイマー病発症の可能性を、高い確率で予測できるようになりました。

それでは、パーキンソン病はどうでしょうか。残念ながら、現在のところ実用化されている血液検査はありません。しかし、候補の分子がないわけではありません。パーキンソン病の患者さんと健常者の血液サンプルを調べた結果、「長鎖アシルカルニチン」とよばれる物質の濃度が減少していることが報告されています。この発見により、血液検査によるパーキンソン病の発症前診断法の開発につながる可能性が期待されています。

iPS細胞を使ったパーキンソン病の治療

現在のところ、パーキンソン病の治療は薬物治療が柱となっています。しかし、L-ドパの服用によるジスキネジアやウェアリング・オフなどの症状は、患者さんを困らせています。また、L-ドパ持続経腸栄養やDBSのようなデバイスはメンテナンスが大変で、さらに費用が高額となることも問題です。そこで、そのような問題を解決できる可能性がある治療法の開発が進んでいます。2018年に始まった、iPS細胞を用いたパーキンソン病の新しい治療はそのなかのひとつです。

iPS細胞はタマエさんも聞いたことがあると思います。皮膚や血液の細胞から作製されるiPS細胞は、さまざまな組織や細胞に分化することができる多能性の幹細胞です。iPS細胞の開発により、神経細胞の作製も可能になりました。

パーキンソン病はドパミンを産生する神経細胞が減ることで、脳内のドパミンが不足し、震えやこわばりなどの症状が現れます。そこで、研究者たちはｉＰＳ細胞から前ドパミン神経細胞を作製し、パーキンソン病の患者さんの脳に移植することを考えました。

この治療法はまだ臨床研究段階で、コストなどの問題が残されていますが、新たな治療法となることが期待されています。

パーキンソン病の遺伝子治療

ドパミン産生神経細胞を脳に移植するのではなく、ドパミンを作り出すのに必要な遺伝子を直接患者さんに入れる治療法も開発が進んでいます。ドパミンは、黒質と線条体を結ぶ神経終末で合成されています。この治療法では、ドパミンの合成に必要な遺伝子をベクターとよばれる環状の遺伝子に組み込み、このベクターを患者さんに注入します。そうすることにより、ドパミンを人為的に合成することができます。この治療法もまだ臨床試験段階ですが、治療を行った患者さんは運動症状の改善が認められています。

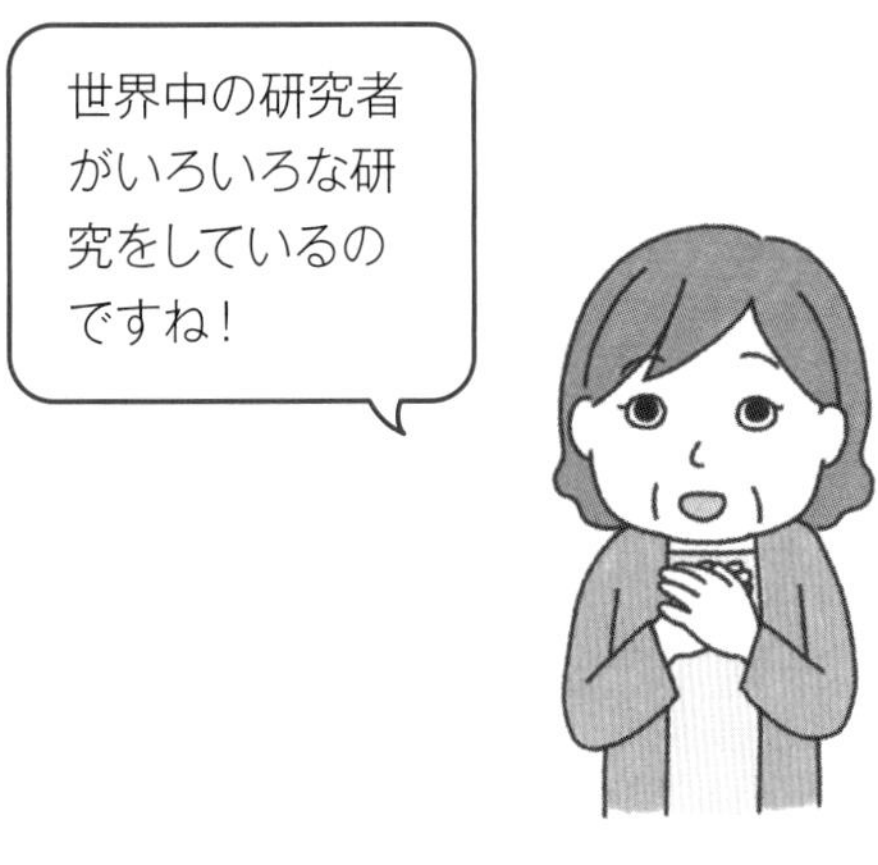
世界中の研究者がいろいろな研究をしているのですね！

9 パーキンソン病と認知症との関係

パーキンソン病の患者さんの30%は認知症を発症します

パーキンソン病の患者さんは、25～30%の人で基本的な日常生活であれば支障をきたさない軽度認知機能障害が現れ、30%の人は認知症を発症すると報告されています。筋肉の運動異常が発生してから10～15年後に認知機能の低下がみられることが多く、記憶力の低下や注意力散漫などがおもな症状です。

レビー小体が原因の認知症に、「レビー小体型認知症」とよばれるものがあり、認知症患者全体でも非常に多い病態のひとつです。原因となる異常タンパク質は同であるため、同じひとつの病気（レビー小体病）が別の現れ方をしたものであると考えられています（図16、表5）。

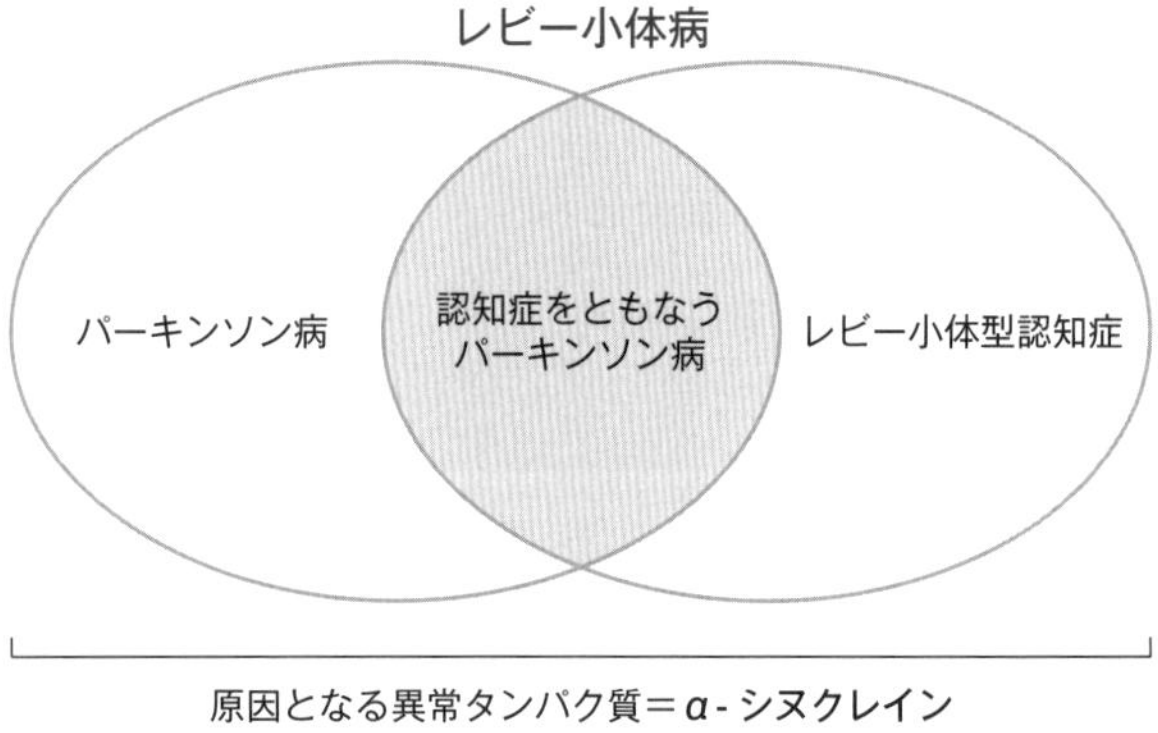

図16　パーキンソン病とレビー小体型認知

	レビー小体型認知症	認知症をともなうパーキンソン病
発症の原因	レビー小体	
認知症の症状	認知機能の変動、幻視などの幻覚	
認知機能障害の重症度	◎	○
パーキンソン症状の重症度	○	◎

表5　レビー小体型認知症と認知症をともなうパーキンソン病の比較

パーキンソン病の認知症とレビー小体型認知症では、レビー小体が蓄積する部位の順番が異なります。パーキンソン病の認知症ではまず脳の黒質に、その後、大脳皮質（脳の外側の層）に蓄積します。一方、レビー小体型認知症では、レビー小体が黒質より先に大脳皮質に、あるいは黒質と大脳皮質にほぼ同時に蓄積

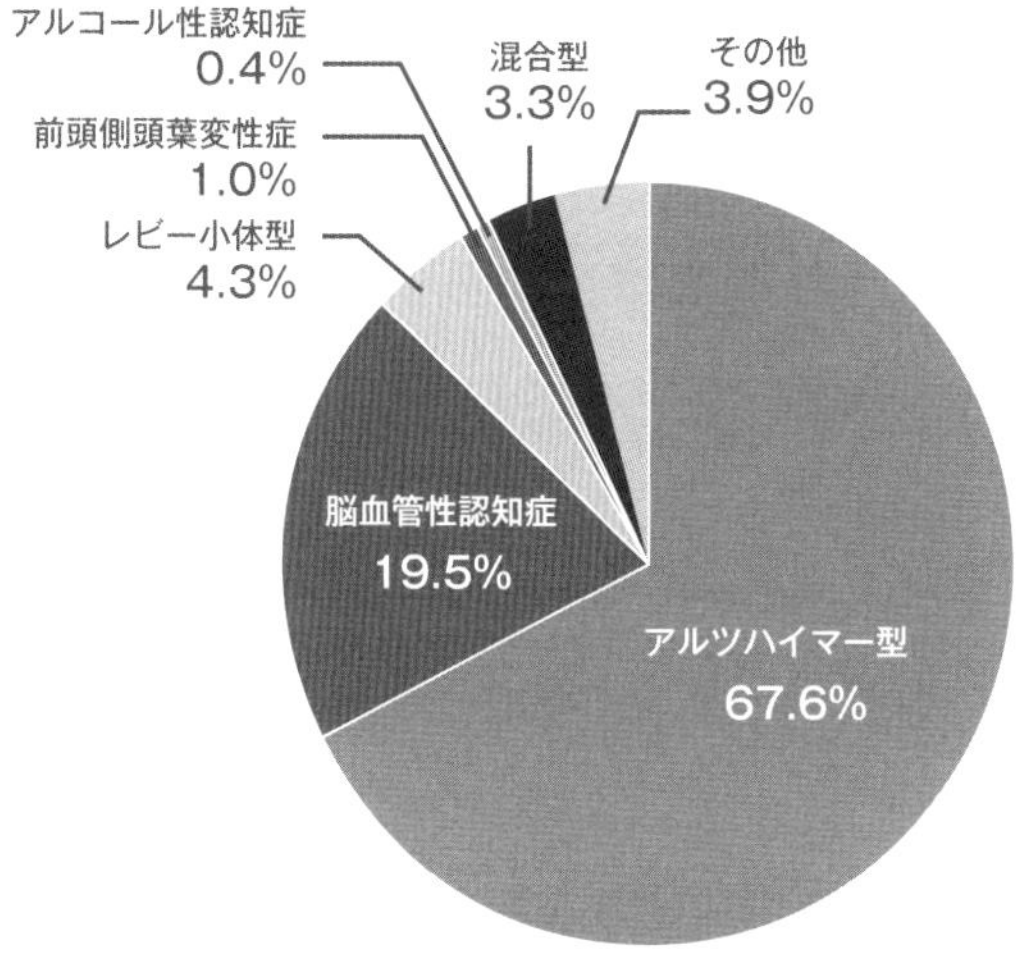

図１７　おもな認知症の種類別割合

（厚生労働科学研究費補助金認知症対策総合研究事業．都市部における認知症有病率と認知症の生活機能障害への対応．http://www.tsukuba-psychiatry.com/wp-content/uploads/2013/06/H24Report_Part1.pdfより）

します。そのため、症状の出現も異なり、パーキンソン病の認知症が運動症状発症後1年以上経ってから症状が現れるのに対し、レビー小体型認知症では、運動症状より前に認知症状が現れるか、運動症状が先に現れても1年以内に認知症がみられます（1年ルール）。したがって、この2つの疾患は症状は少し異なるところもありますが、レビー小体の蓄積という共通の原因により生じているため同じ病気であると考えることができます。

レビー小体型認知症は認知症のなかでも多いタイプです

認知症とは、さまざまな原因で認知機能が低下し、生活に支障が出てしまう病気です。認知症にはいくつか種類が知られています。厚生労働科学研究費補助金認知症対策総合研究事業による全国調査によると、もっとも患者さんが多い認知症は、アルツハイマー病（第3章114ページ参照）となっていて、レビー小体型認知症は3番目に多い認知症です（**図17**）。

10 パーキンソン病は怖くない！

パーキンソン病と診断されると、「将来は寝たきりかな」「家族に迷惑をかけてしまう」など、不安な気持ちになってしまうかもしれません。しかし、脳神経内科に通い、適切な薬で治療をすることにより、運動症状は改善されます。そして、最初に考えていたよりも、パーキンソン病は進行が遅いことに気づくと思います。そうなってくると、不安な気持ちがだんだんと消えて、明るい気持ちに戻ってくれる患者さんもたくさんいます。「先生、パーキンソン病は怖くないね」と言ってくれる患者さんもいます。また、世界中の多くの研究者がパーキンソン病の新しい治療法の開発を進めています。

パーキンソン病の患者さんの不安を取り除くためには、家族とわれわれ医療従事者の励ましが大切です。自分の病気を家族が理解してくれていることが伝わるだけで、患者さんは安心することができます。みんなで力を合わせてがんばりましょう。

埼玉医科大学脳神経内科にて

タマエさん　先生、パーキンソン病について少し理解できたと思います。

山元先生　それはよかったです。最後に解説したように、パーキンソン病の患者さんは運動療法と音楽療法がとても効果があります。一緒にお散歩に行ったり、歌を歌うのもよいですね。

タマエさん　わかりました。病気を深く理解して、夫と一緒にがんばろうと思います。ありがとうございました。

第3章

その他の神経変性疾患

1 アルツハイマー病

アルツハイマー病はもっともよく知られている神経変性疾患のひとつです。この疾患は、不可逆的（元に戻ることはない）な進行性の脳の疾患で、記憶や思考能力がゆっくりと障害されます。そして、最終的には日常生活のもっとも単純な作業を行う能力さえも失われてしまいます。アルツハイマー病のほとんどの患者で、60歳以降に初めて症状が現れます。

アルツハイマー病の原因となる異常タンパク質

アルツハイマー病の原因となる異常タンパク質は「アミロイドβ」と「タウタンパク」です。アミロイドβが凝集した部分は、頭のなかの「老人斑」とよばれています。

　アミロイドβは、膜タンパク質であるアミロイド前駆体タンパク質（amyloid precursor protein: APP）が酵素活性により切断されて生成します。こうして生成したアミロイドβは凝集し、線維状となり、脳の老人斑となります。**図1**はアルツハイマー病により認知症が発症するメカニズムを示したものです。タウタンパクは細胞の安定のために重要な役割を果たしていますが、リン酸化すると神経原線維変化を起こします。

　これらのような異常タンパク質

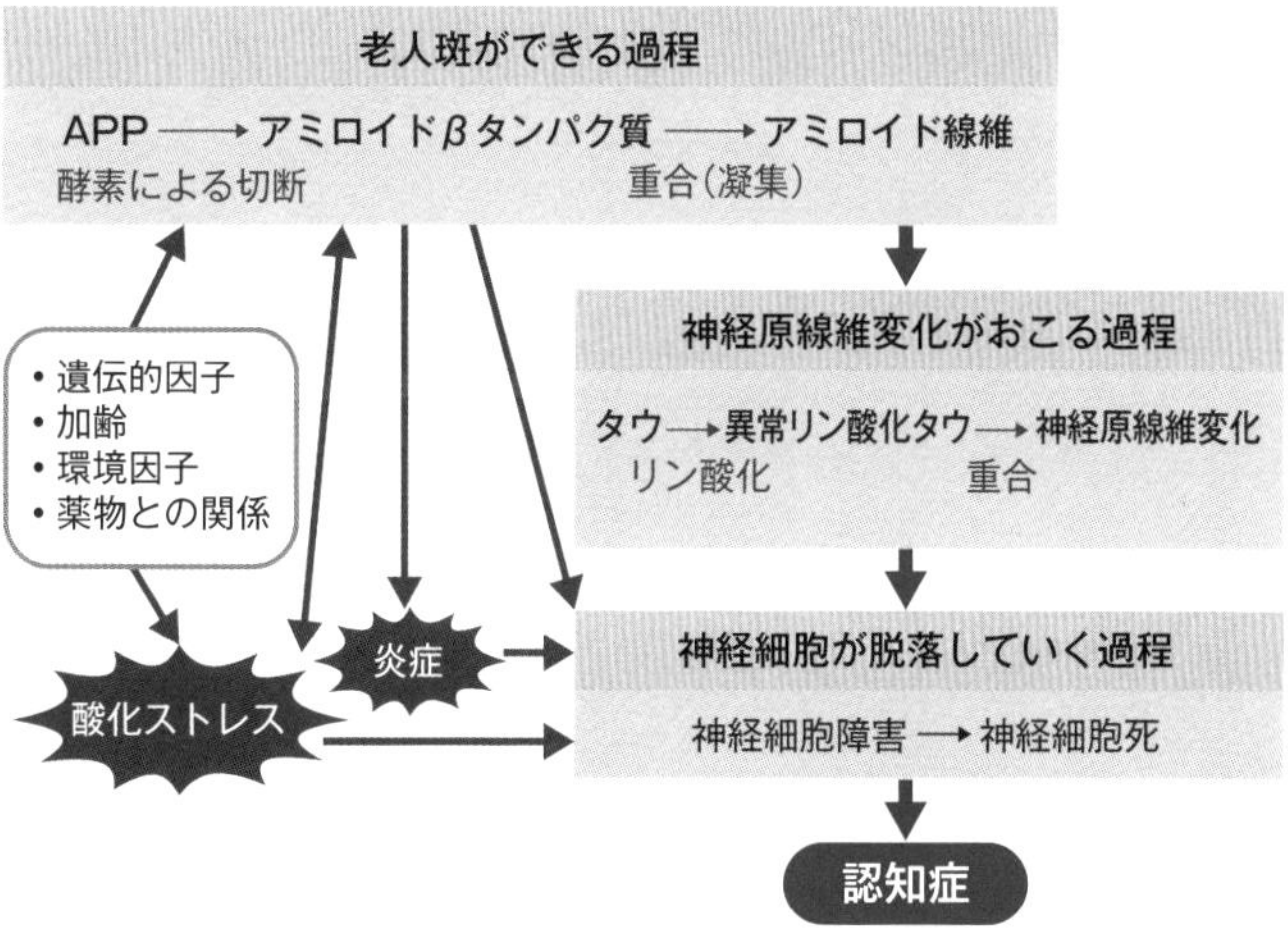

図1　アルツハイマー病の原因となる異常タンパク

の蓄積により、神経細胞が障害されます。そして、神経が細胞死を起こし、細胞死を起こした神経が存在する脳の領域が萎縮し、アルツハイマー病を発症します。

初期症状

アルツハイマー病の初期症状は「もの忘れ」のような記憶障害や、見当識障害、判断力の低下などです（図2）。私たちの脳のなかでは、つねに情報を新しく覚える作業と、古い記憶を取り出す作業を行っています。しかし、アルツハイマー病の患者さんは、新しく経験したことを記憶に留めることが難しくなります。そのため、何か新しいことを始めた

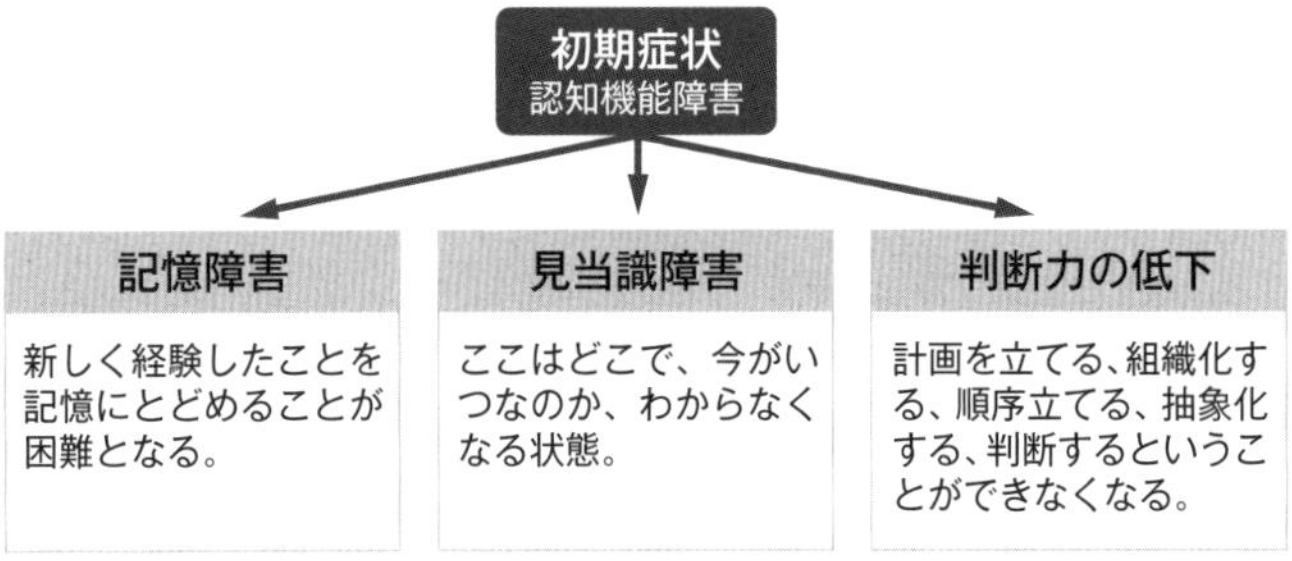
初期症状
認知機能障害
記憶障害
新しく経験したことを記憶にとどめることが困難となる。
見当識障害
ここはどこで、今がいつなのか、わからなくなる状態。
判断力の低下
計画を立てる、組織化する、順序立てる、抽象化する、判断するということができなくなる。

図2　アルツハイマー病の初期症状

り、何かを覚えたりすることができなくなってしまいます。

見当識障害とは、時間や場所がわからなくなってしまうことです。「ここはどこなのか」「今がいつなのか」がわからなくなってしまいます。

また、判断力も低下してしまいます。これは「遂行機能障害」とよばれます。たとえば、電車でどこかに出かける場合、「何時に」「どこ行きの電車乗らなければならないか」を頭のなかで考えます。しかし、アルツハイマー病の患者さんはそれができなくなってしまい、パニックになってしまいます。女性の場合、お料理を作る順序がわからなくなってしまうため、単調なお料理になったり、美味しくなくなってしまいます。男性の場合は、今まで問題なくできていた仕事ができなくなってしまいます。

認知機能の経過

認知機能は図3のように経過していきます。個人差はありますが、アルツハイマー病の患者さんは、発症から10年程度で高度知的機能障害となります。前述のとおり、加齢により誰でもタンパク質の変性は起きていて、ゆっくりと記憶力は落ちていきます。しかし、アルツハイマー病の患者さんは、急激に変化するのが特徴です。

進行期の症状

図4は進行期の代表的な症状です。

進行期になると、ひとりで病院に行くことも困難になってしまいます。たとえば、病院での待ち時間が1時間程度で

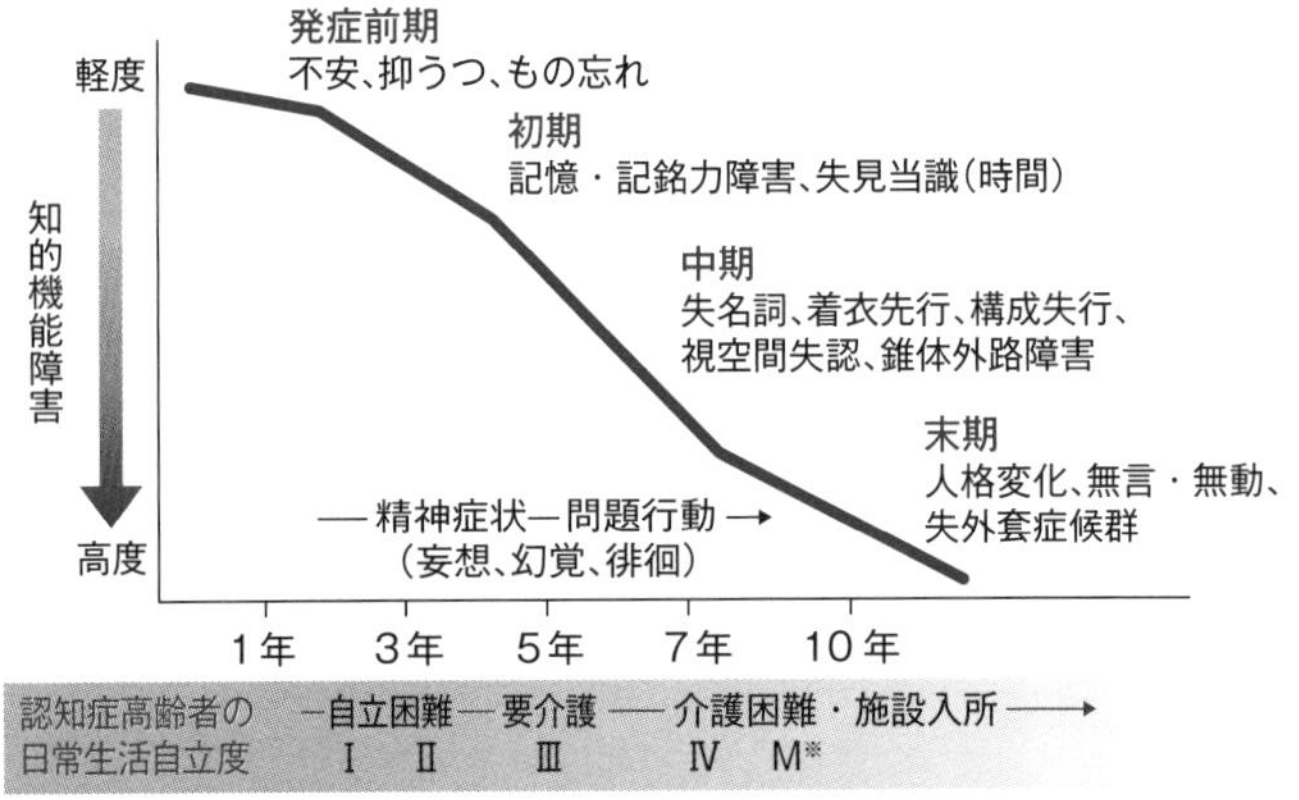

※著しい精神症状や周辺症状あるいは重篤な身体疾患が見られ、専門医療を必要とする。

図3　アルツハイマー病の経過

あっても、待合室でじっとして待つことができません。そのため、地域の先生が往診で患者さんを診ることが多くなってきます。

2 大脳皮質基底核変性症（CBD）

大脳皮質基底核変性症（CBD）は、脳のさまざまな場所の神経細胞が徐々に死んでいき、その部分が痩せていく（萎縮する）ために発症する病気です。60歳前後に発症することが多くみられます。

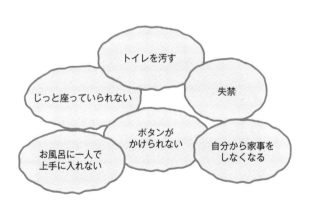

図4　進行期の症状

大脳の表面にある大脳皮質と、脳の深いところにある基底核という構造（とくに淡蒼球と黒質）が必ず侵されます（図5）。神経細胞が死ぬ原因は解明されていません。徐々に死んでいくため、ゆっくりと病気が進行します。

ＣＢＤは１００万人に２人の割合で発症するめずらしい病気ですが、埼玉医科大学の脳神経内科では、ＣＢＤの豊富な治療実績があります。

ＣＢＤの症状（図6）

ＣＢＤのおもな症状は、「大脳皮質症状」と「基底核症状」の2つです。大脳皮質症状とは、

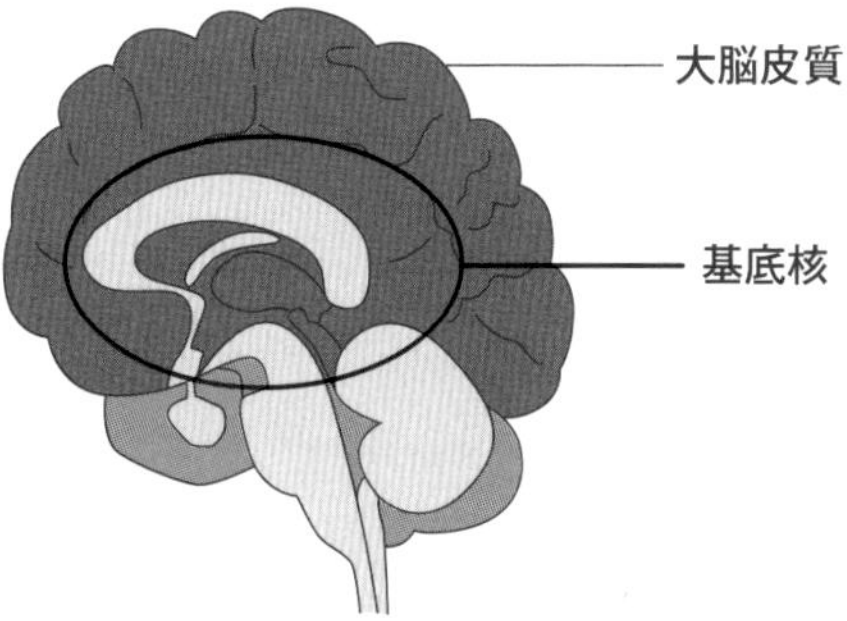

図5　大脳皮質と基底核

言葉がうまく喋れなくなる失語症や、手足がうまく動かせなくなる失行現象です。たとえば、はさみで紙を切ろうとしても、手に持っているものが「はさみ」と「紙」であることがわからなくなり、うまく切れなくなってしまいます。また、右手で何かをしようとすると、自分の意志とは別に、左手がまるで他人の手のように動いてしまう症状もあります。

パーキンソン病と同様に、基底核という部分が侵されるため、パーキンソン病に似た症状も現れます。これは「パーキンソニズム」とよばれています。また、手足に勝手に持続的な力が入るジストニアも現れます。

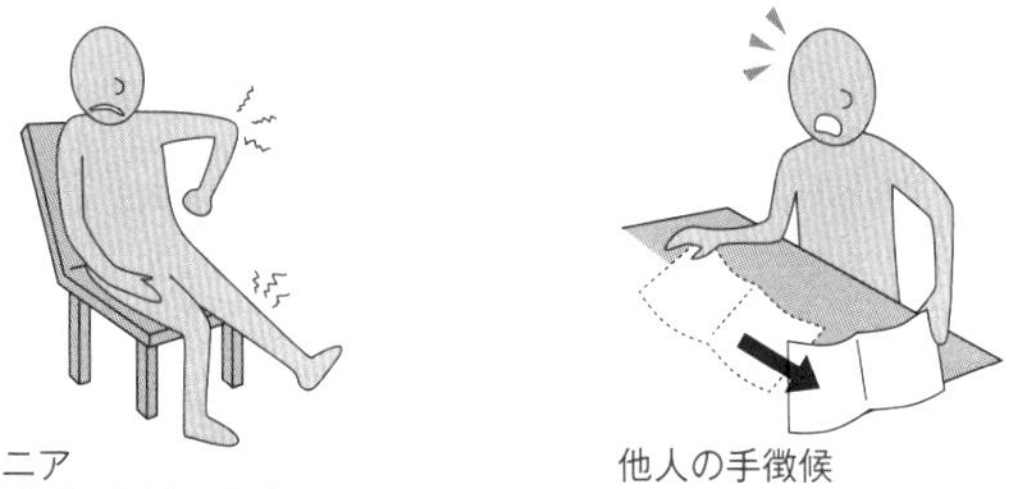
ジストニア
手足に勝手に持続的な力が入ってしまう
左手がまるで他人のように動く

図6　CBDの症状

（中島健二．平成28年度厚生労働科学研究費補助金 難治性疾患等政策研究事業［難治性疾患政策研究事業］「神経変性疾患領域における基盤的調査研究」班．大脳皮質基底核変性症（CBD）診療とケアマニュアル Ver.2．を参考に作図）

治療と経過

残念ながら、現在のところＣＢＤの進行を止める治療法はありません。パーキンソニズムに対してはパーキンソン病治療薬を使います。また、筋力低下を防ぐために、積極的に身体を動かすことが大切です。嚥下障害も現れますので、食事にも注意しましょう。

3 進行性核上性麻痺（ＰＳＰ）

進行性核上性麻痺（ＰＳＰ）とは、大脳基底核、脳幹、小脳の神経細胞が減少し、転びやすくなったり、眼球運動に障害が起こる病気です。発症初期は、動作緩慢や歩行障害が起こるため、パーキンソン病との区別が難しい場合があります。しかし、パーキンソン病の治療薬があまり効かず、経過がより早いのが特徴です。

発症する割合は、人口100万人あたり約10～20人で、比較的めずらしい病気です。

PSPの症状と治療

もっとも特徴的な症状は、眼球の動きが悪くなることです。とくに上下方向、垂直方向の動きが悪くなります。また、姿勢反射障害が起こるため、頻繁に後ろにひっくり返ってしまいます。パーキンソン病と同様に、す

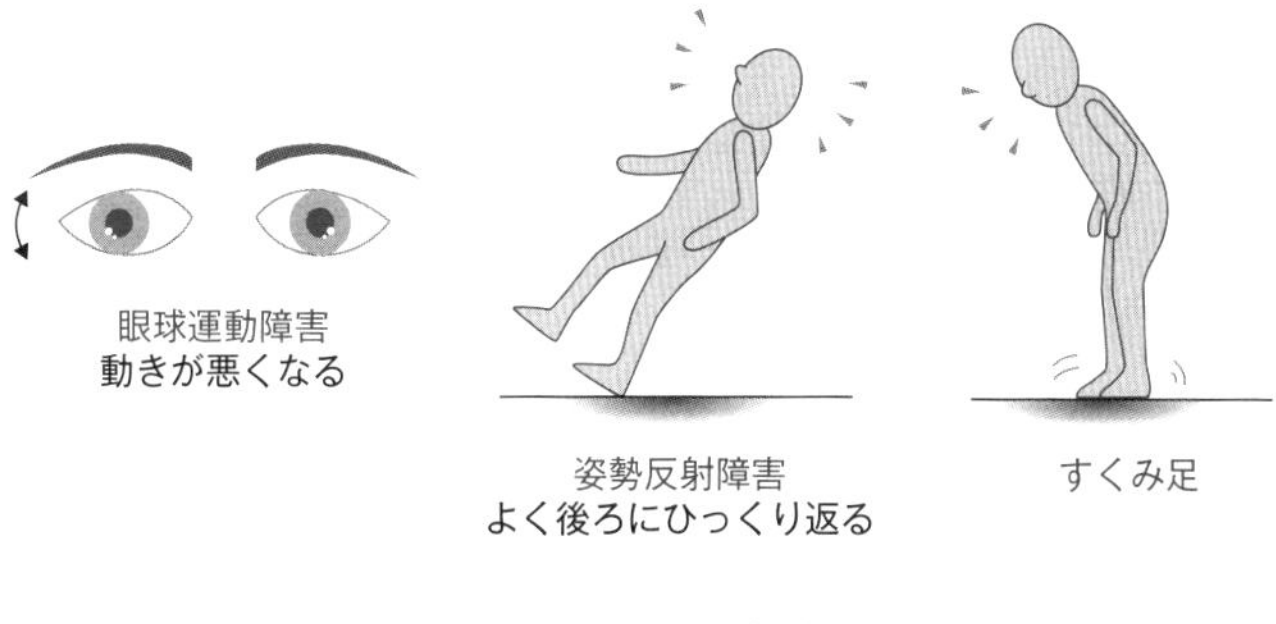

図7 PSPの症状

（中島健二．平成28年度厚生労働科学研究費補助金難治性疾患等政策研究事業［難治性疾患政策研究事業］「神経変性疾患領域における基盤的調査研究」班．進行性核上性麻痺（PSP）ケアマニュアル Ver.4を参考に作図）

くみ足の症状もみられます（図7）。

この病気も、現在のところ根本的な治療法はありません。パーキンソン病の薬はあまり効かない場合が多く、効いたとしても一時的です。

4 筋萎縮性側索硬化症（ALS）

筋萎縮性側索硬化症（ALS）は、手足、喉、舌の筋肉や、呼吸に必要な筋肉がだんだん痩せて力がなくなっていく病気です。これは、筋肉そのものの病気ではなく、筋肉を動かし、運動をつかさどる神経（運動ニューロン）が障害されることが原因です（図8）。通常、「手足を動かそう」と思えば、脳からその命令が神経を伝わり、手足を動かすことができます。しかし、神経が変性してしまうため、命令が伝わらず、筋肉を動かすことができません。そして、筋肉が使われないため、そのまま痩せ細っていきます。ALSは運動ニューロン特異的に起こるため、身体を動かすことができないにもかかわらず、認知機能は正常な状態です。この病気も原因不明で、現在のところ根治療法はありません。

ALSの患者数

ALSの有病率（人口に対する患者数の割合）は、人口10万人あたり2～7人です。特定疾患医療受給者数をみると、日本では推定1万人くらいの患者さんがいると考えられています。発症率は50代から上昇し、もっとも高い年代は60～70代です。また、女性より男性のほう

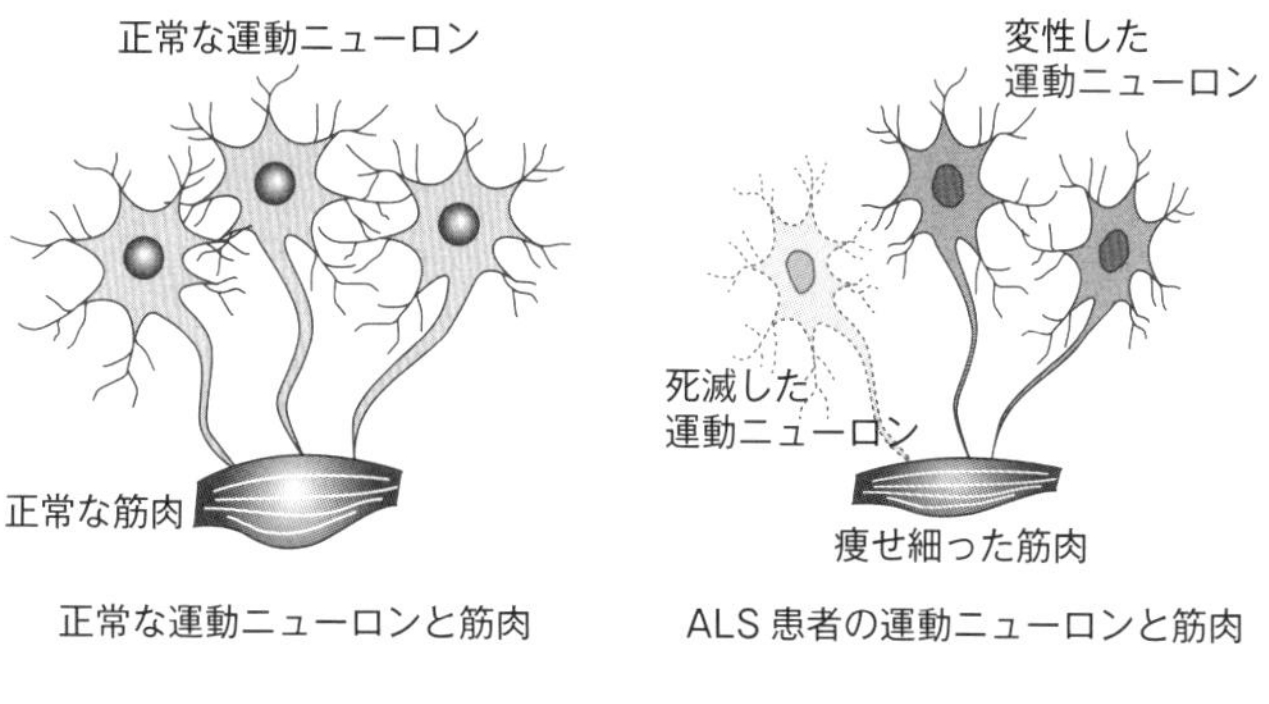

図8　運動ニューロンと筋肉

が、有病率が高いことが知られています（男女比＝1・3〜1・4対1）。

ALSの原因

多くの場合、ALSは遺伝することはありません。しかし、ALS患者の5〜10％は家族内で発症していることがわかっています。これを家族性ALSとよび、たくさんの原因遺伝子が同定されています。もっとも多い遺伝子異常は*SOD1*遺伝子の変異です。家族性ALSの20％がこの遺伝子の変異によるものだと考えられています。

*SOD1*遺伝子は、細胞内で発生する有害な活性酸素の働きに関係します。*SOD1*遺伝子に変異をもつALSの患者さんでは、この酵素が本来とは異なる活性を持つことによりニューロンの細胞死の原因となります。

初期症状（図9）

ALSの初期症状がさまざまです。手足の力が入らなくなったり、喉の動きや舌の動きが悪くなる人もいます。また、呼吸をする際も呼吸筋という筋肉を使っているため、呼吸に障害がでる場合もあります。認知機能は保たれていて、身体のバランスが悪くなったり、小脳の症状（酔ったときのようにふらふらしてしまうこと）はありません。

ALSの経過（図10）

多くの患者さんは短期間（3年程度）で急速に進行します。そのため、発症から数年のあいだに人工呼吸器を装着することになります。この際、人工呼吸器を装着するのか、しないのかということが大きな問題になってきます。ALSは完全に治る病気ではないため、患者さんによっては装着を拒否する場合があります。このよう

1. 手足に力が入りにくくなる（四肢型）
2. 舌や口が動きにくくなる（球麻痺型）
3. 呼吸に支障がでる（呼吸筋麻痺型）

その後、症状がほかの部位に進行する。

図9　ALSの症状

な場合には、患者さんとそのご家族、われわれ神経内科医で相談することになります。

人工呼吸器を装着して10年以上経過する患者さんもたくさんいます。また、人工呼吸器を装着した状態でも自宅での看護は可能です。篠沢秀夫さんは、人工呼吸器を装着した状態で、ご家族が自宅で看護していました。

ALSにみられる特徴的な症状

ALSの患者さんは舌の筋肉も萎縮し

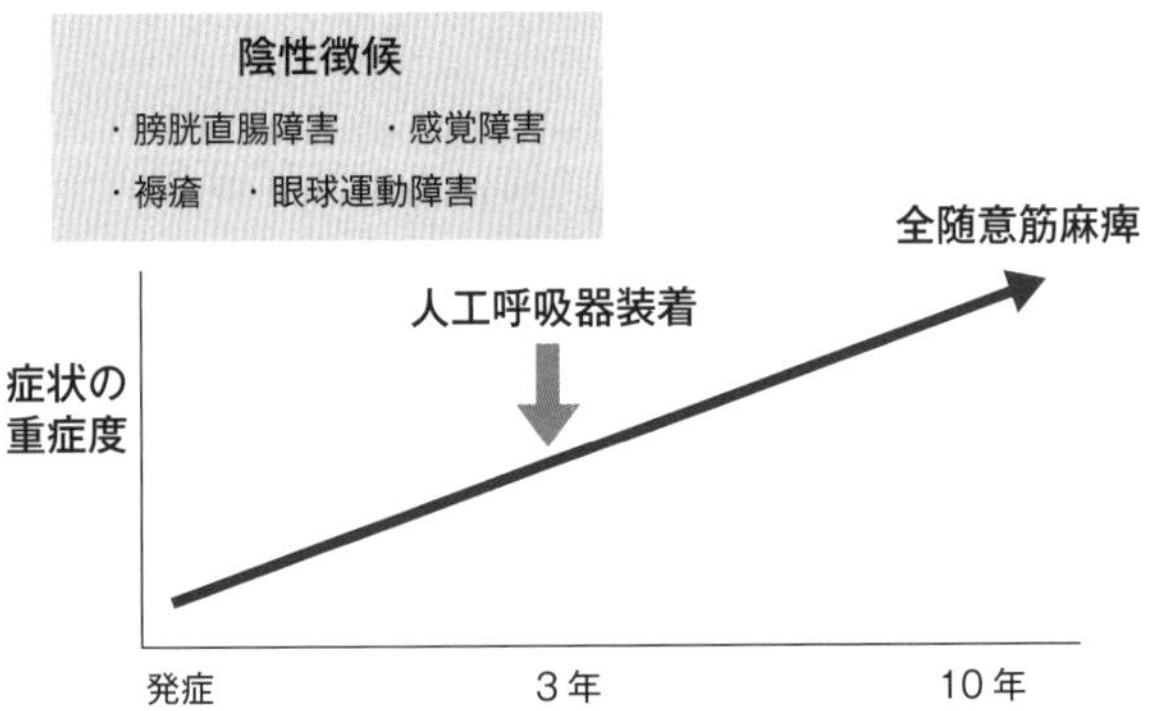

図10　ALSの経過

てしまうため、食べ物を飲み込む力が弱くなります（嚥下障害）。また、手の平や、手の裏の筋肉が痩せていくのも特徴です。

告知

患者さんの多くは3年で急速に進行するため、確定診断してから患者さんに告知するまで、時間の猶予がありません。そして、告知後は患者さんと一緒にどこで、どのようなケアをするかを相談していくことになります。なかには、10年くらいかけてゆっくり進行する患者さんもいます。理論物理学者のスティーヴン・ホーキング博士は10代でALSを発症しましたが、その後の進行が弱まり、50年にわたって研究活動を続けることができました。

コラム

アイス・バケツ・チャレンジ

現在のところ、ＡＬＳは根治のための治療法がない病気です。そのため、世界中の研究者が研究を進めていますが、研究には莫大な研究費が必要となります。その研究費を捻出するために、２０１４年に世界中でアイス・バケツ・チャレンジという運動が広がりました。この運動は、指名された人は、氷水を被るか、お金を寄付をしましょうというルールです。ビル・ゲイツさん、スティーブン・スピルバーグさん、孫正義さん、京都大学iPS細胞研究所の山中伸弥教授が頭から氷水をかぶって話題になりました。この時はたくさんの研究費を集めることができて、ＡＬＳの認知度も上昇しました。

5 脊髄小脳変性症（SCD）

脊髄小脳変性症（ＳＣＤ）は、筋肉が硬くなることで、運動障害が起きたり、自律神経の調節ができなくなる神経変性疾患です。中枢神経系（大脳、小脳、脳幹、脊髄）が広く障害され、ゆっくりと進行していきます。ＳＣＤの患者さんは全国に3万人以上いて、孤発性（非遺伝性）の多系統萎縮症（ＭＳＡ）と遺伝性の脊髄小脳失

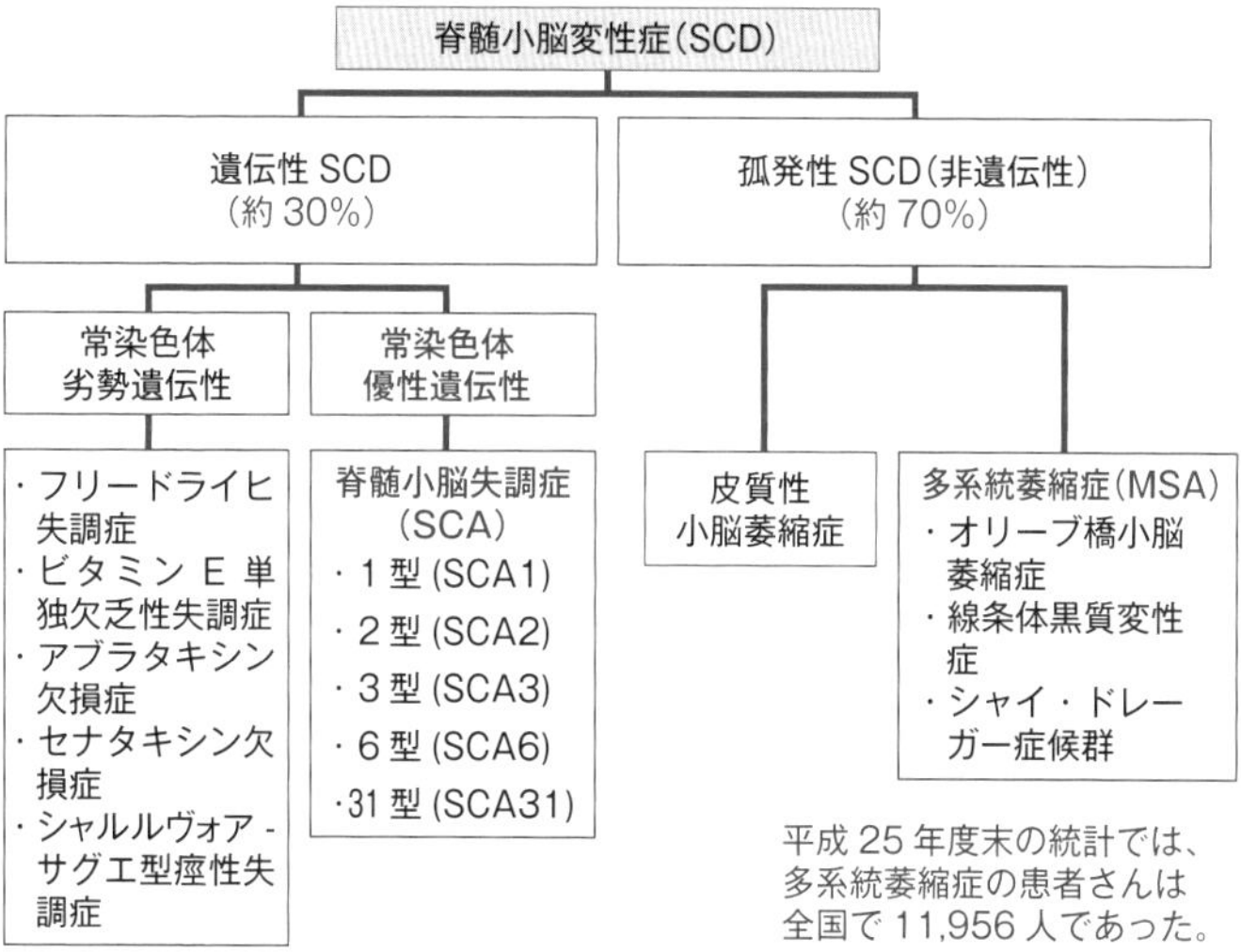

図11　SCDの分類

調症（SCA）に分類されています（図11）。

多系統萎縮症（MSA）

SCDの70％は遺伝しないMSAであると考えられています。以前は別の病気と考えられていた、オリーブ橋小脳萎縮症、線条体黒質変性症、シャイ・ドレーガー症候群がMSAに含まれます。ALSは運動ニューロンが障害される病気でしたが、MSAはそのほかのニューロンも障害される特殊な病気です。おもな症状は次の3つです。

・パーキンソン症状（筋強剛、動作緩慢、姿勢不安定、振戦）
・小脳症状（運動失調、測定障害、協調運動障害）
・自律神経症状（起立性低血圧、尿閉または尿失禁、便秘）

小脳症状とは、酔ったときのようにふらふらしてしまう症状です。また、自律神経症状とは、尿が出にくくなったり、立ち上がったときにふらふらしたりする症状です。症状がどの組み合わせになるかは、病気によって異なります。

MSAの患者さんの脳をMRIで見ると

MSAは小脳皮質、橋核、オリーブ核、線条体、黒質、脳幹、脊髄の自律神経核、大脳皮質運動野などの神経細胞の変性や、乏突起膠細胞（オリゴデンドログリア）にα-シヌクレインが蓄積します。MSAの患者さんの脳をMRIで見てみると、小脳の部分が痩せています。本来は、脳みそで埋まっていなければならない部分に水がたまってしまっています。そして、皺がたくさん見えるのが、MSAの特徴です。また、パーキンソン病とは違う場所にα-シヌクレインがたまることがわかっています。

脊髄小脳失調症（SCA）

脊髄小脳失調症（SCA）は、歩行時のふらつきや、手の震え、ろれつが回らないなどの症状が現れる病気です。また、動かすことはできても、上手に動かすことができないという症状が現れます。2005年のテレビドラマ「1リットルの涙」は話題になりました。このドラマのように、SCAは遺伝性の病気であるため、若い患者さんが多くいます。

SCAは遺伝性の病気です

SCAはそれぞれ遺伝子別に番号がついています。日本では、3型（SCA3）と6型（SCA6）が多いといわれています（図12）。以前まで、SCA3は「マシャド・ジョセフ病」という名称でした。1970年にポルトガルの家系から報告され、当初はポルトガルに起源をもつまれな病気と考えられていたためです。その後、世界中に分布していることが明らかになりました。SCA3の症状は、「小脳症状」「錐体路症状」「パーキンソニズム」「ジストニア」「自律神経症状」などです。

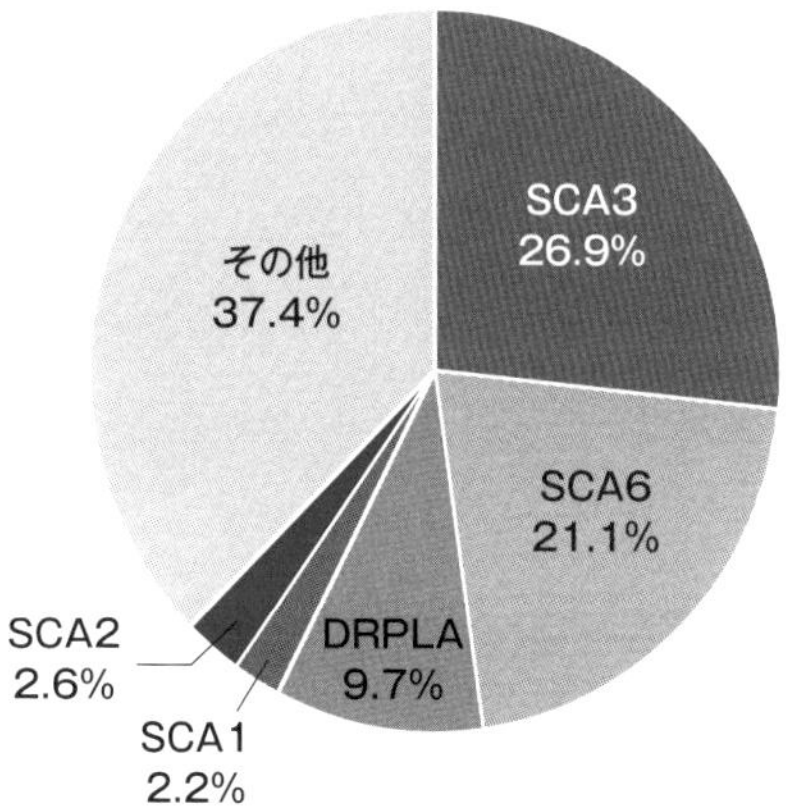

図12　日本におけるSCAの病型の割合（日本人2,823人）

（辻省次．厚生労働科学研究費補助金厚生労働省特定疾患対策研究事業「運動失調に関する調査及び病態機序に関する研究班」．平成14年度研究報告書．より）

6 神経変性疾患患者さんへの薬物治療

神経変性疾患の治療のための薬は、根治治療薬にはなりません（図13）。あくまでも症状を遅らせるための治療となります。ドネペジル（アリセプト®）はアルツハイマー病への有効性が示された認知症治療薬です。リソゾール（リルテック®）、エダラボン（ラジカット®）はＡＬＳの進行抑制に効果があるお薬です。病気の進行を遅らせる作用があります。また、タルチレリン水和物（セレジスト®）は脊髄小脳変性症の運動失調を改善するお薬です。いずれも根治治療にはなりませんが、保険適用となっています。

アルツハイマー病	アリセプト®など
筋萎縮性側索硬化症	リルテック®、ラジカット®
脊髄小脳変性症	セレジスト®

いずれも根治治療薬ではない。

図13　神経変性疾患患者さんへの薬物治療

7

神経変性疾患患者さんへの対症療法（図14）

神経変性疾患の患者さんは運動機能が悪くなるため、食べ物を飲み込む力も悪くなります（嚥下障害）。そのため、患者さんにとって毎回の食事は大変な負担となってしまいます。また、食べ物が気管に入ってしまう誤嚥のリスクも高くなります。患者さんが十分な栄養をとり、バランスのよい食事をするためには、食事の方法を工夫する必要があります。

食材は、少量で十分な栄養がまかなえるように、高タンパク質のものを選びましょう。また、食材は水気を多く含む、柔らかい料理（嚥下食）にする必要が

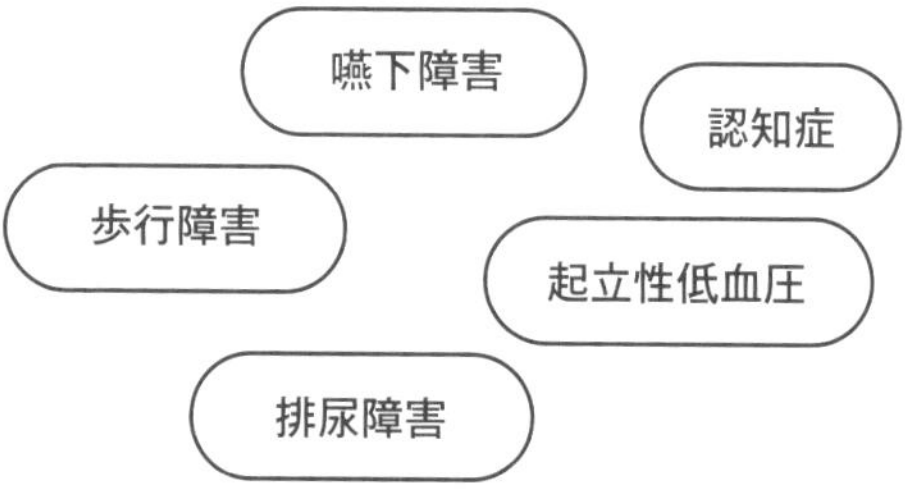

図14　神経変性疾患の患者さんに必要な対症治療

あります。肉、魚、野菜、果物はミキサー等でピューレにすると食べやすくなります。また、汁物にはとろみをつけることも効果的です。とろみをつけるための増粘剤は薬局で買うことができます。

そのほかにも、身体のバランスが悪くなって転びやすくなる、起立性低血圧、排尿障害、認知症などの症状に対しては、それぞれ適切なお薬を投与して、対応していきます。

たとえば、起立性低血圧に対しては充分な水分を摂り、下肢に弾性ストッキングをはくことで立位での血圧維持に努めます。さらに、起立性失神を生じる場合には昇圧剤（血圧を上げる薬）を使用することもあります。排尿障害については、失禁・頻尿あるいは排出困難の場合がありますので、症状に合わせた薬で排尿をコントロールします。認知症については抗認知症薬に加えて、意欲低下、不安、興奮、不眠などの行動心理症状（ＢＰＳＤ）に対して投薬を行います。

おわりに

神経変性疾患は徐々に進行していく病気です。患者さんはもちろん、家族もとても大変な思いをします。しかし、その進行を少しでも遅らせるために、適切なお薬を飲んで、リハビリテーションすることが大切です。

神経変性疾患の多くが指定難病となっています。国や都道府県に申請することで、さまざまなサポートを受けることができます。身体の機能の維持を図り、なるべく生活のレベルを維持するために、こうしたサポートを積極的に受けましょう。私たち医療従事者も、患者さんに寄り添いながら、支援していきたいと考えています。埼玉医科大学病院では難病センターを開設しており、神経難病支援に対するご相談にも応じています。国、県の難病関連情報にもリンクしておりますのでホームページをご覧ください（http://www.saitama-med.ac.jp/hospital/center/index.html［次ページにQRコードがあります］）。

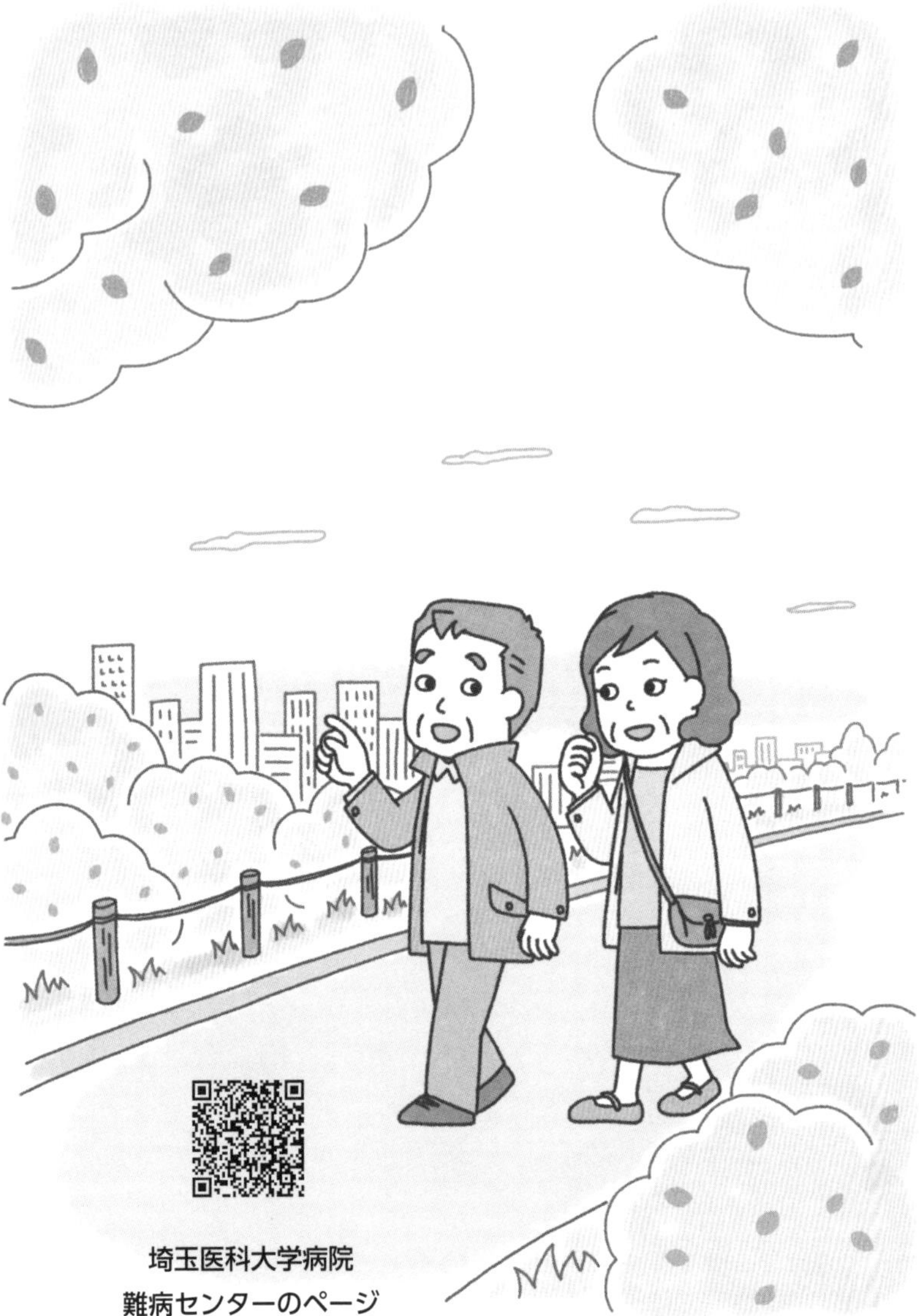

埼玉医科大学病院
難病センターのページ

パーキンソン病・アルツハイマー病
正しく理解、しっかり対処
神経にゴミがたまる！ 神経変性疾患ってなに？

2020年7月3日発行
著　者　山元　敏正、中里　良彦
発行者　須永　光美
発行所　ライフサイエンス出版株式会社
〒105-0014　東京都港区芝3-5-2
TEL. 03-6275-1522　FAX. 03-6275-1527
http://www.lifescience.co.jp/
印刷所　三報社印刷株式会社
デザイン　株式会社オセロ　謝 暄慧

Printed in Japan
ISBN 978-4-89775-411-6 C0047

がん治療を苦痛なく続けるための支持・緩和医療

こころとからだを楽にして
自分らしさをとりもどす

髙橋孝郎　小島真奈美　藤堂真紀
加藤眞吾　大西秀樹

●四六判　132 頁　定価（本体 1,500 円+税）
ISBN978-4-89775-375-1

本書では、手術、抗がん剤、放射線治療に続く“第 4 の治療”ともよばれる緩和医療について、第一線で活躍する 5 人の専門家が、わかりやすく詳しく説明します。日本人の 2 人に 1 人ががんになる時代。恐れずにがんと向き合うために、私たち全員が知っておきたい知識が満載です。

おとなの軽度発達障害

こども時代をふりかえり
自分をいかすためのヒント

横山富士男　吉益晴夫

●四六判　132 頁　定価（本体 1,500 円+税）
ISBN978-4-89775-376-8

2016 年の発達障害者支援法の改正により、「発達障害」への対応はまさに新時代に入っています。

社会生活ではこども時代とは別の能力が求められます。

「もしかして、私は？」「ひょっとしたら、この子は？」「もしかしたら、この部下は？」と思った人に手にとってもらいたい内容です !!

※本シリーズ続刊予定（テーマ）：「アレルギー」「機能性ディスペプシア」「帯状疱疹」「心臓突然死」など

埼玉医科大学が 10 年以上にわたり定期的に開催している市民公開講座の内容を再編集した書籍シリーズです。セミナー講師陣は各領域を代表する専門家！
信頼性の高い情報をよりわかりやすい形にギュッと詰め込んでお届けします。

膵臓の病気の早期発見・早期治療

“暗黒の臓器” のこと
少し気にかけてみませんか

良沢昭銘　岡本光順

●四六判　120 頁　定価（本体 1,500 円+税）
ISBN 978-4-89775-398-0

急性膵炎、慢性膵炎、膵がん、その他の膵腫瘍……。

画像診断・内視鏡診断の進歩によって膵臓の病気をより正確に診断できるようになってきました。

本書は、一般読者向けに、膵臓の病気とその治療について、イラスト、CT 画像、MRI 画像などを多用し、わかりやすく解説しています。

専門医が語る子宮とのつきあい方

生理痛や子宮の病気について
理解を深めてすこやかに
あなたらしい日々を

梶原健　三輪真唯子

●四六判　128 頁　定価（本体 1,500 円+税）
ISBN 978-4-89775-397-3

友人や家族にもなかなか相談しづらい生理や子宮のはなし。

「いつもと違う」と感じたら、何か病気のサインかもしれません。

「最近、生理痛がひどくなっている気がする…」

「子宮頸がん検診はどのくらいの頻度で受診すればいいの？」など、子宮に関するさまざまな疑問に、産婦人科の専門医がお答えします。

既刊のお知らせ

埼玉医科大学超人気健康セミナーシリーズ

妊娠したら読んでおきたい出生前診断の本

出生前診断を
“正しく知る” ために

大竹明　亀井良政　町田早苗

●四六判　128 頁　定価（本体 1,500 円+税）
ISBN 978-4 89775-377-5

基本的知識から実際のエピソードまでを交えた、専門医によるわかりやすいガイドブック。

妊娠や出産、もし悩んでいることがあったら、読んでみてください。

本書では、専門医による出生前診断のわかりやすい解説をはじめ、出生前診断を理解するうえで非常に大切な、遺伝学の基礎を学ぶことができます。

また、付録では、避けられる先天異常（先天性感染症）について詳しく解説しています。

がんから肝臓を守るために

ウイルス？　お酒？

肝炎・脂肪肝を指摘されたら

名越澄子

●四六判　112 頁　定価（本体 1,500 円+税）
ISBN 978-4-89775-408-6

肥満、糖尿病、B 型・C型肝炎、喫煙、飲みすぎ、運動不足、バランスの悪い食生活・・・・・・ひとつでも当てはまる方は、ぜひ本書を手に取ってみてください。最新の治療をわかりやすく解説しています。

肝がんの治療は昔とは大きく変わってきました。沈黙の臓器を守る、新時代のハンドブックです。